新現代精神医学文庫

社交不安障害

医療法人和楽会
パニック障害研究センター代表
編著 貝谷 久宣

国立精神・神経医療研究センター
理事長・総長
監修 樋口 輝彦

株式会社 新興医学出版社

監修

樋口 輝彦　独立行政法人　国立精神・神経医療研究センター

編集

貝谷 久宣　医療法人和楽会　パニック障害研究センター

執筆（執筆順）

貝谷 久宣　医療法人和楽会　パニック障害研究センター
音羽 健司　東京大学医学部附属病院精神神経科
　　　　　　医療法人和楽会　横浜クリニック
土田 英人　京都府立医科大学大学院医学研究科精神機能病態学
　　　　　　医療法人和楽会　なごやメンタルクリニック
福井　 至　東京家政大学大学院文学研究科心理教育学
　　　　　　医療法人和楽会　心療内科・神経科　赤坂クリニック
野口 恭子　医療法人和楽会　心療内科・神経科　赤坂クリニック
小松 智賀　医療法人和楽会　心療内科・神経科　赤坂クリニック

序

　編者は昭和46年より約20年間大学で統合失調症の研究を続けてきた。当時の精神医学研究の主流は統合失調症とうつ病であり，神経症圏の研究はまだまだマイナーの領域であった。その後，今から18年前，大学を辞し臨床に専念するようになってまず第1に気がついたことは，不安障害に悩む人が多いことであった。著者がそれまでに大学で教えられ，経験したよりも，不安障害を持つ人の苦痛はずっと大きく，また，社会的障害度も大変高いことに気がついた。それにもかかわらず，不安障害の研究も診療も十分ではなく，この障害に悩む人々に対する対応は非常に遅れていたというのが当時の現状であった。それ以来，著者はパニック障害を中心とする不安障害の診療に専念してきた。パニック障害を診る中でどうしても避けて通れないのが社交不安障害である。両障害は，どちらも根底に恐怖症体質を有し，表面的な現象が異なっているだけであるとする見解もある。そのようなことで著者は7，8年前から社交不安障害に注目し，症例のまとめや小文を著したり[1～3,10,11,13]，一般向けの本を上梓したり[14]，患者向けのホームページ（http://www.shypeople.gr.jp/）を開設してきた。社交不安障害が米国精神医学会で重点的に取り扱われたのは今から6年ほど前までである。それ以来，研究の停滞があるのか最近ではシンポジウムのテーマになることはほとんどない。一方，本邦では平成15年ごろより選択的セロトニン再吸収阻害薬（SSRI）の社交不安障害に対する治験広告が新聞紙上を飾るようになったのをきっかけに，一般社会で"社会不安障害"という言葉が流布し始めた。そして平成17年10月にフルボキサミンの社会不安障害に対する適応が厚生労働省から認められるや"社会不安障害"は一躍人口に膾炙しはじめた。その後，平成21年10月にはパロキセチンも社会不安障害の適応をとり，この分野への注目はますます高まっている。このようなことは，人知れず悩むことの多いこの障害を持つ人々にとっては非常に喜ばしいことである。社交不安障害がこのようににわかに取りざたされるようになったのはこの"病気"に

対する考え方がSSRIの出現で大きく変わったからである．"対人恐怖症"はこれまでは性格とみなされ，大多数の精神科医は真正面から治療の対象として取り扱わないことが多かった．この病態は町の中のポップス治療家にもっぱら任されてきたのである．ところが，SSRIが，今まで性格であるからといって医学的に取りざたされてこなかった病態に対して，画期的な効果を発揮することが明らかになったのである．インターネットが普及した現代，新しい概念の病気についての知識は医療者側よりむしろユーザーのほうがより多く持っていることがある．このような点で，本書が精神科・心療内科専門医だけでなく一般医にも広く読まれ，多くの悩める患者が救われることを心から祈るしだいである．

なお，「社会不安障害」は平成20年5月の日本精神神経学会で「社交不安障害」という名称に変更された．

平成二十一年　己丑　皐月　　　　　　　　　　　　　　　鎌倉山にて

　　　　　　　　　　　　　　　　　　　　　　　　　　　　貝谷久宣

文　献

1) 貝谷久宣, 宮前義和, 吉田栄治, ほか：ソーシャルホビア. 心療内科 3：177-182, 1999.
2) 貝谷久宣：社交不安障害の薬物療法. 精神科診断学 11：361-369, 2000.
3) 貝谷久宣：対人恐怖・社交不安障害. 講談社健康ライブラリー, 2002.
4) 貝谷久宣, 横山知加, 岩佐玲子, ほか：我が国における社会不安障害の特徴と治療の実際. 臨床精神薬理 6：1309-1320, 2003.
5) 貝谷久宣, ほか：社会不安障害の有病率. 社会不安障害の治療ストラテジー（小山司, 編）. 先端医学社, pp19-26, 2005.
6) 貝谷久宣, 横山知加：社会不安障害. ストレスと臨床 23：15-20, 2005.
7) 貝谷久宣, 不安・抑うつ臨床研究会, 監訳（ルイス・A, シュミット／ジェイ・シュルキン, 編著）：社会不安障害とシャイネス. 日本評論社, 2006.

8) 貝谷久宣：社会不安障害のすべてがわかる本（健康ライブラリー イラスト版）．講談社, 2006.
9) 貝谷久宣, 横山知加, 宇佐美英里, ほか：非定型うつ病に至った回避性人格障害を伴う社交不安障害 (SAD) 難治例. 治療学 42：811-815, 2008.
10) 宮前義和, 貝谷久宣：SAD と認知行動療法. 心療内科 6：16-20, 2002.
11) 樋口輝彦, 久保木富房, 不安・抑うつ臨床研究会, 編：社会不安障害. 日本評論社, 2002.
12) 音羽健司, 貝谷久宣：社会不安障害の民間療法など. 臨床精神医学 36：1527-1534, 2007.
13) 坂野雄二, 不安・抑うつ臨床研究会, 編：人はなぜ人を恐れるか. 日本評論社, 2000.
14) 陳　峻文, 坂野雄二, 笹川智子, ほか：集団療法と認知行動療法；社交不安障害の治療. 精神療法 30：646-654, 2004.
15) 横山知加, 貝谷久宣：11.不安障害 2) 社会不安障害. 臨床精神医学 33：262-266, 2004.
16) 横山知加, 福井　至, 貝谷久宣：社会不安障害のサイバー療法. 臨床精神医学 36：1521-1526, 2007.

目 次

Ⅰ. 社交不安障害とは何か ……………………………………………… 1

Ⅱ. 症状と経過 ……………………………………………… 5
　A. 社交不安障害（Social Anxiety Disorder：SAD）の症状 ……… 5
　B. SAD の症状の特徴 ……………………………………………… 6
　C. SAD の経過 ……………………………………………………… 9
　D. 精神科合併症（コモビディティ）と経過 …………………… 10
　E. 社交不安障害とうつ病，とりわけ非定型うつ病の関係 …… 11

Ⅲ. 症状評価尺度 ……………………………………………… 17
　A. 国際的診断基準の登場（DSM と ICD）……………………… 17
　B. 社交不安障害の症状評価尺度 ………………………………… 19

Ⅳ. 生物学 ……………………………………………………… 35
　A. 自律神経機能 …………………………………………………… 35
　B. 不安惹起物質による反応 ……………………………………… 36
　C. 扁桃体 …………………………………………………………… 37
　D. 遺伝学的研究 …………………………………………………… 41
　まとめ ………………………………………………………………… 43

Ⅴ. 発達心理学 ……………………………………………… 47

Ⅵ. 疫学 ………………………………………………………… 51
　A. 有病率 …………………………………………………………… 51
　B. 発症年齢と性差 ………………………………………………… 53

C. 種々な状況の有病率 …………………………………54
　D. スピーチ恐怖の有病率とその独立性 …………………55

VII. 薬物療法 …………………………………………………59
　A. モノアミン酸化酵素阻害薬（MAO‐I）………………60
　B. 三環系抗うつ薬（TCA）………………………………62
　C. 選択的セロトニン再取り込み阻害薬（SSRI）………63
　D. 選択的ノルアドレナリン―セロトニン再取り込み阻害薬（SNRI）…68
　E. ベンゾジアゼピン系抗不安薬 …………………………69
　F. β-アドレナリン受容体拮抗薬 ………………………72
　G. 非定型抗精神病薬 ………………………………………73
　H. 抗てんかん薬 ……………………………………………74
　I. その他 ……………………………………………………74
　J. 社交不安障害とドパミン ………………………………74
　K. 処方の実際 ………………………………………………76
　まとめ …………………………………………………………77

VIII. 心理療法 …………………………………………………83
　認知行動療法（Cognitive‐Behavioral Therapy：CBT）…84
　A. 行動療法的アプローチ（エクスポージャー（暴露法））…85
　B. 認知療法的アプローチ …………………………………87
　まとめ …………………………………………………………91

IX. 社交不安障害に対する集団心理教育
　〜「社交不安障害を克服するために：治療ガイダンス」〜 …………95

X. スピーチ恐怖症に対する集団認知行動療法の実際 ………103
　A. 集団認知行動療法の構成 ………………………………103
　B. 本プログラムの内容 ……………………………………103
　C. 本プログラムの効果検証 ………………………………107

XI. バーチャル・リアリティを用いた暴露療法 ……………111

あとがき ………………………………………………115

索引 ……………………………………………………119

I. 社交不安障害とは何か

　社交不安障害は，欧米では近年まで社会恐怖（Social Phobia）と呼ばれていたが，「恐怖」という言葉はよくないということから社会不安障害（Social Anxiety Disorder）と改名された。その後，平成20年の精神神経学会で社会不安障害よりも社交不安障害がより日本語として適切であろうということから，学会では社交不安障害と呼ぶことになった。本書でも学会指針に沿って社交不安障害という言葉を使うことにした。社交不安障害は日本で従来から対人恐怖症（Anthrophobia）と呼ばれていた病態とほぼ同じであるが異なる部分も一部ある。まず，代表的な症例を示す。

【症例】38歳　男性　商社員
　A氏は有名私大を卒業し，20数年大手の商社に勤めるサラリーマン。若いときは何百名と集まる大きな会で話すのはむしろ得意なくらい平気だった。ところが3年前課長になってまもなく，自分の課の忘年会で挨拶をする時間が迫ってくると動悸が激しくなり，この場のトップとして話そうと考えてきたことが，まったく思い浮かばず，頭のなかが完全に真っ白になってしまった。それ以後，課長になったプレッシャーが常に重くのしかかるようになった。
　ある日，部下の結婚披露宴に出かけ，受付で署名をする際に手が震えて恥をかいた。部長，課長が20人以上集まる支社の会議で，突然指名された時はあがっている暇がなくほぼ普通に話せたが，前もって発言が予定されているとたいへん苦痛だった。そのような時は，念入りに原稿を用意して会議に臨んだ。先日，A氏は部長に呼ばれ，3ヵ月後に開催される全社の課長会議で関連業界の将来性について報告するよう命ぜられた。それ以後，A氏はそれが頭に引っかかり，気分が冴えなく，深夜まで寝つかれない日が続き，神経科を訪れた。そこでもらった抗不安薬でポーと緊張感が解け，苦痛は半減した。よく眠れるようになったA氏は，リポートの準備に専念できた。東京での発表前には，抗

不安作用があり，頻脈を抑えるβ-ブロッカーという薬を飲んで全国課長会議を無事こなした。

　この症例のような，社交不安障害を持つ患者の基本的心性を示すと，
○人から変な目で見られるのではないか
○人にバカにされるのではないか
○人前で恥をかくのではないか
○人前でしどろもどろになり，取り乱すのではないか
○自分は人より劣っていることがわかってしまうのではないか
○自分の表情や癖は他人にいやな感じを与えてしまうのではないか
○(手の震え，赤面，発汗などに対して) 人にあがっていることを気づかれ気の小さい人間と思われるのではないか
というようなことである。要するに，社交不安障害では"自分の身体的または技術的，知能的，精神的能力が他人から否定的な評価を受ける"ことに対する恐怖症である。

　パニック障害では激しい不安感とともに，心悸亢進，呼吸困難，めまいなどのパニック発作が出現する。パニック障害の患者はこのような症状に対して"死んでしまうのではないか"と生命の危険に対する恐怖感を持つ。これに対して社交不安障害は社会的生命の危険に対して恐怖感を持つ (図1)。要するに，社交不安障害はあくまでも人間関係の中で発生する恐怖症である。

図1　社交不安障害とパニック障害

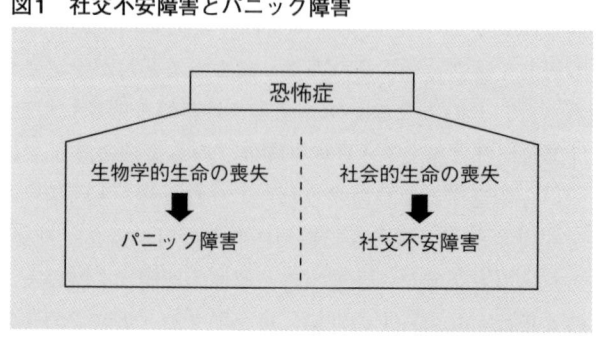

次に，社交不安障害は従来本邦で診断されていた対人恐怖とはどのような関係にあるのであろうか。山下は対人恐怖を緊張型対人恐怖と確信型対人恐怖に分類している。緊張型対人恐怖はここで取り上げる社交不安障害とほぼ同じものと考えられる。一方，確信型対人恐怖では，自分の欠点，例えば，視線（目つき），顔のこわばりや赤面，醜い表情（例えば，鼻が大きいとか高すぎる），臭い，などが相手に不愉快な気分を引き起こし，周囲の雰囲気を壊してしまうという確信的体験を持つ。次に山下のいう確信型対人恐怖の症例を示す。

【症例】18歳　男性　予備校生
　家族は，左官職人の父とスーパーで働く母，それと2歳年下の妹がいる。小学校，中学校時代は内気だが友人がいないことはなかった。高校1年のときに，蓄膿を気にして鼻中隔彎曲症の手術を受けた。高校3年のとき，教室で近くにいた男子生徒が，"変なにおいがする"といって，もう一人の男子生徒に，"おまえがおならをしただろ"とふざけあっている場に居合わせた。そのとき，一人の女子生徒が患者の顔をじろっと見た。患者はそのときこの女子生徒は自分がおならをしたと疑ったのだと直感した。それ以来，人前で自分の体からにおいが出ていることは間違いないと思うようになった。自分の臭いが周囲の人にいやな感じを与えてしまい，その人たちに迷惑をかけていると思い込むようになった。そして，朝の洗面や入浴の際には念入りに体を洗った。また，下着の交換は頻繁にするように心がけた。いつも自分の体を清潔にするように努力したが，それでも，アルバイトにいってもパチンコにいっても自分の隣にいる人が，自分の体臭を嫌がっているのではないかと周囲を意識した。電車に乗っているとき，隣に座っている人が咳払いをした。それは自分の体臭に対してけん制しているのだと思った。予備校に行っても，できるだけ後ろの席に座り，自分の体臭が他人に気づかれないようにした。

　この症例はDSM-Ⅳ-TRで診断すれば妄想性障害となるが，山下は確信型対人恐怖とした。山下は確信型対人恐怖の心理的特徴を3つ挙げている。①自分は他人に不快・緊張感を与える欠点を持つ。自分の目つきや表情などが相手に不快感を与え迷惑をかけ，雰囲気を壊していると確信する。この体験は自分も

辛いがそれ以上に相手に対して申し訳ないといった特徴を持つ。②この自分の欠点は相手の何気ない動作や表情で直感される。すなわち，関係妄想的な思考が認められる。③生育歴に過保護とか虐待といった極端な状況は少なくごく普通の家庭に育っている。病前性格は概して"良い子"で，しいて言えば他人配慮性が強いといった特徴が見られる。発症のきっかけは，はっきりしているものしないものほぼ同数である。

上述した社交不安障害と対人恐怖の関係を簡単に表にまとめると以下（**表1**）のようになる。

表1　対人恐怖症と社交不安障害の関係

	いわゆる本邦で従来考えられていた対人恐怖症	
山下の分類	緊張型対人恐怖	確信型対人恐怖
DSM-IV-TR 分類	社交不安障害	妄想性障害 身体醜形障害
思考形式	自分が他人にどう思われるか	他人が自分をどう思うか

II. 症状と経過

A. 社交不安障害
　（Social Anxiety Disorder：SAD）の症状

　SADの概念は，1980年の精神障害の分類と診断の手引き第3版（DSM-Ⅲ）にはじめて登場した。その後，DSM-Ⅳにおいて社会恐怖から社交不安障害と変更されたが，その診断基準にSADの症状の特徴をみることができる。DSM-Ⅳにおいては，SADは「社会的状況や，行為をする状況に対する顕著な恐怖」や「恐怖を回避するため社会生活に障害が生じている」ことなどが明記されている[1]。

　SAD患者は，他人と話をしたり他人の視線を浴びたりする場面で行動するときに，恥ずかしい思いをするのではないかと非常に心配になる。そのため，自分が恐れている対人状況が予想される場面を避けたり，非常に強い苦痛を感じたりする。その結果，毎日の生活や仕事に支障が生じるのである。SAD患者が不安や恐怖感を感じ，回避しようとする具体的な状況としては，人前での会話や書字，公共の場所での飲食，よく知らない人との面談などである。こういった状況で，SAD患者は常に不安症状を体験している。不安症状に伴い，顔面の紅潮，動悸，振戦，声の震え，発汗，胃腸の不快感，下痢，また場合によってはパニック発作のような形をとることもある。

　SADには，1つあるいは2つ程度の特定の状況においてのみ不安や恐怖が出現する非全般性と，多くの状況に対して不安や恐怖を感じる全般性の2つのサブタイプがある。非全般性では，大勢の前での説明や人前での書字など決まった場面で不安を感じるが，他の場面では問題がないのに対して，全般性では，より多くの場面で不安・恐怖を感じるために社会適応上の障害が著しいことが特徴となっている。

B. SAD の症状の特徴

Stein らは，カナダの一般大衆1956名を対象に不安・恐怖を感じる12の場面を調査し，対象者のうち4～15％の人々が該当することを報告した[13]。この報告では，公衆を面前としたスピーチが15％と最も多く，公共の場所での食事が4％と最も低かった（**表1**）。わが国におけるSADの症状については，貝谷らは，56名のSAD患者を対象に健常者と比較した調査結果を報告している[7]。結果からは，SAD患者において恐怖と回避の頻度の高い順番として「多くの人前で話す」「他人の視線を浴びる」「目上の人と話す」「人に叱られる」「社交的な集まりに出る」となっている（**図1**）。一方，健常者において患者と比べて有意に低い頻度の項目は，「他人の視線を浴びる」であることから，患者群においては，より想像上の恐怖を抱く傾向にあることが考えられている。SAD患者の身体症状の頻度の高い順番として「発汗」「動悸」「震え」「赤面または青くなる」「筋肉のこわばり，力み」の順であった（**図2**）。患者と健常者

表1　カナダ一般大衆1956人を対象にした恐怖場面の割合

恐怖場面	人数（％）
【行為状況】	
・公衆の前で話をする	292（15.1）
・会議や授業中に意見を言う	279（14.4）
・人々が着席して待っている部屋に入っていく	257（13.1）
・公衆トイレを使う	178　（9.1）
・人に見られながら字を書く	135　（6.9）
・公共の場所で食事をする	82　（4.2）
【社交状況】	
・ばかげているようなことを人前で話す	258（13.2）
・権威ある人と話をする	196（10.0）
・目を合わせる	202（10.4）
・パーティに行く	174　（8.9）
・店に品物を返品する	112　（5.8）
・初対面の人に紹介される	111　（5.7）

（Stein MB, et al. : Arch Gen Psychiatry 57 : 1046-1052, 2000[13] より改変引用）

図1 SAD患者の各項目における恐怖と回避の頻度

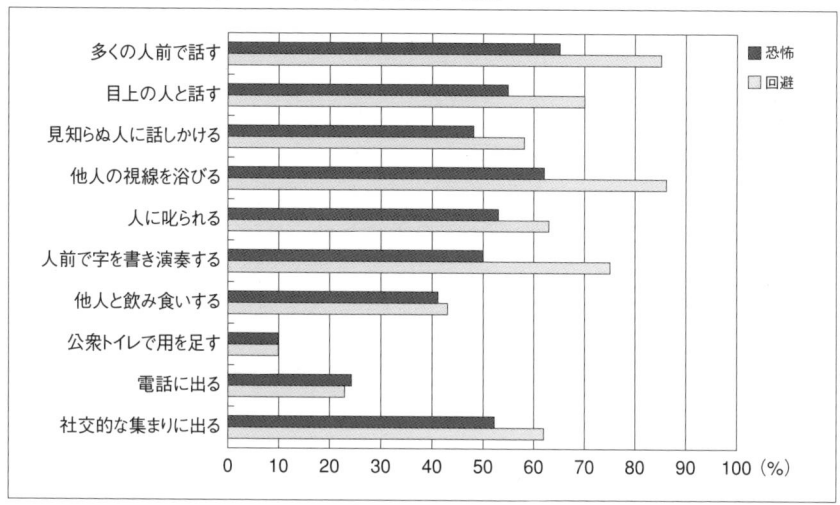

(貝谷久宣,横山知加,岩佐玲子,ほか：我が国における社会不安障害の特徴と治療の実際．臨床精神薬理6：1309-1320, 2003 [13] より改変)

図2 SAD患者の各項目における身体症状の頻度

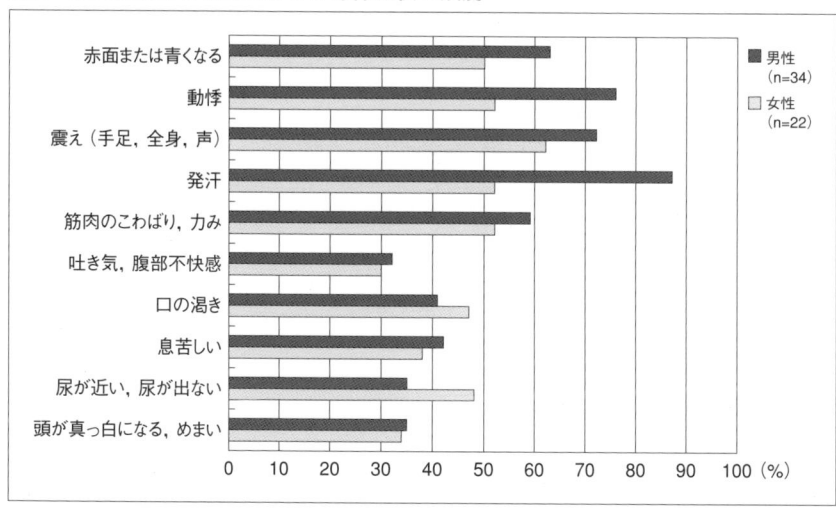

(貝谷久宣,横山知加,岩佐玲子,ほか：我が国における社会不安障害の特徴と治療の実際．臨床精神薬理6：1309-1320, 2003 [13] より改変)

の身体症状を比較すると,「震え」「こわばり」は患者群に多くみられていることから,より病的な症状であると解釈されている.この結果から,SAD患者においては,他人の視線を気にする傾向が強く,顔のこわばりや手の震えが多くみられるといった特徴が認められた.貝谷らは,SAD症状および日常生活の支障度を評価するため,欧米で社交不安障害評価尺度として主に使用されているBrief Social Phobia Scale（BSPS）[5]を参考に,東大式社会不安障害評価尺度（Tokyo University Social Anxiety Scale：TSAS）*を開発した.このTSASを用いて彼らはSAD患者98名を対象に,非全般性タイプおよび全般性タイプの違いについて検討を行った[9].その結果,すべての社会的状況において,非全般性タイプよりも全般性タイプのほうが恐怖および回避の程度が重篤であったことが示された（図3）.また身体症状では「動悸」「震え」の症状は両タイプのSAD患者に共通して最も訴えられる症状であることや,「赤面または青くなる」「発汗」「頭が真っ白になる,めまい」の症状については,全般性タイプでより多く訴えられる症状であることを報告した（図4）.

図3 サブタイプにおける東大式社会不安障害評価尺度の恐怖症状平均得点

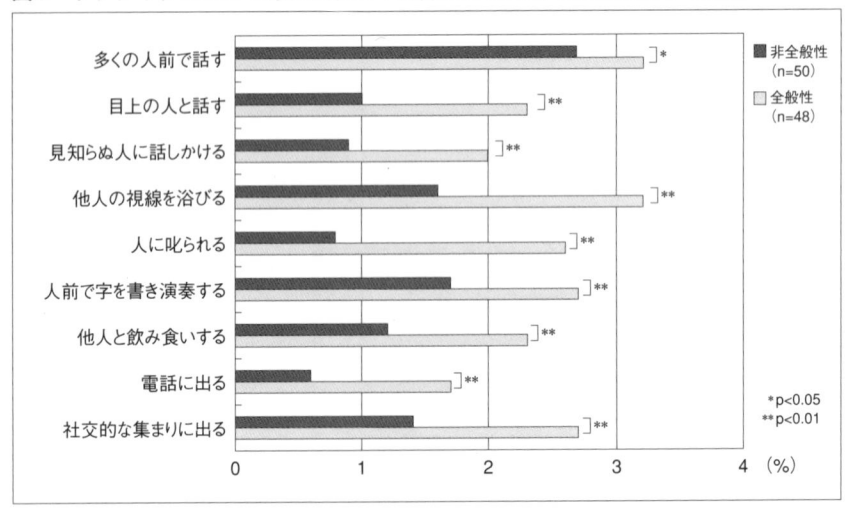

（貝谷久宣,横山知加：社会不安障害.ストレスと臨床 23：15-20, 2005[15] より改変）

＊ 東大式社会不安障害評価尺度（Tokyo University Social Anxiety Scale：TSAS）：この尺度は「社交不安障害検査」として金子書房より出版され広く利用できるようになっている[8]。

図4 サブタイプにおけるTSASの身体症状平均得点

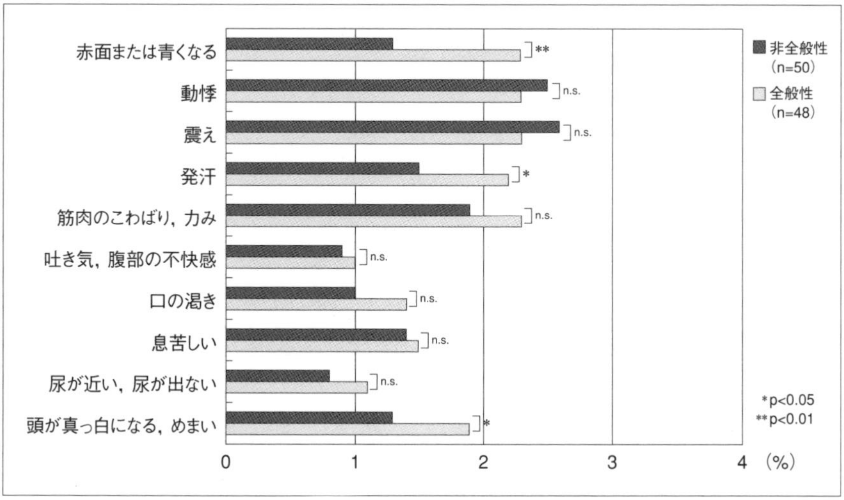

凡例: ■非全般性（n=50）, □全般性（n=48）

項目: 赤面または青くなる（**）, 動悸（n.s.）, 震え（n.s.）, 発汗（*）, 筋肉のこわばり，力み（n.s.）, 吐き気，腹部の不快感（n.s.）, 口の渇き（n.s.）, 息苦しい（n.s.）, 尿が近い，尿が出ない（n.s.）, 頭が真っ白になる，めまい（*）

$*p<0.05$
$**p<0.01$

（貝谷久宣，横山知加：社会不安障害．ストレスと臨床 23：15-20, 2005 [15] より改変）

C. SADの経過

　SADの多くは小児期・思春期に発症し，慢性的な経過をたどり，自然寛解しにくいのが特徴で，平均罹病期間は20年といわれている。約8年間の追跡調査によれば，パニック障害は2/3が寛解したのに対し，SADは1/3程度しか寛解していなかったという[15]。また，受診率，診断率，治療率が低い割に，SADのQOLへの影響は大きく，仕事（生産性，昇進），経済（収入，失業率），友人関係，恋愛に与える影響は大きい。SADの疫学研究から学業不振，中途退学，就労不振，無職，アルコール乱用などがみられ，社会経済的に低い群で多く，SAD患者の半数以上は独身，離婚，別居のいずれかであるとの報告がある[2]。Schneierらは，米国のSAD患者の22.3％は就労困難により生活保護を受けていると報告している[12]。

　SADの転帰については，良好となる要因として，DeWitら[6]は，児童期の社会的環境（一人っ子か二人兄弟姉妹，育った居住地が小さな街），病気の特性

(7歳以降の発症，SADの症状が2つ以下と少ない），他の身体的問題や精神症状などの合併症を伴わないことをあげ，Davidsonら[4]は，11歳以降の発症，精神科疾患の合併症がないこと，教育歴が長いことをあげている。一方，転帰が不良になる要因としては，若年発症，うつ病やアルコール乱用などの精神疾患の合併症を伴っていること，全般性SADであることなどがあげられる。

D. 精神科合併症（コモビディティ）と経過

　SAD患者は，生涯のうちに約80％は精神科的合併症（コモビディティ）を伴うとされる[11]。SADに多いコモビディティとして，感情障害（うつ病性障害，双極性障害），他の不安障害（全般性不安障害，パニック障害など），人格障害（回避性人格障害，依存性人格障害），アルコール症（依存，乱用），摂食障害などである。このコモビディティの割合は，SADの発症年齢によっても異なり，SADが早期に発症するほど高くなる。Lecrubier[10]は，うつ病，アルコール症の合併は15歳未満にSADを発症した患者に多く，うつ病を合併するとSADの重症度も増すと報告した。うつ病の合併では，SADが先行して発症する場合がほとんどであるとされている。SAD患者では生涯にうつ病エピソードを伴う者が44.2％に対してSADを除く不安障害患者群では24.5％と有意に高率である[14]。一般的に，コモビディティがある場合はない場合に比べて治療効果があがりにくく，転帰は不良であるために経過のなかでうつ病発症に十分な注意と早期介入が必要である。

　パニック障害を伴うSAD患者は，伴わないSAD患者よりも医療機関にかかる割合が高く，治療の導入につながりやすい。SAD患者がもともと他者との接触を回避する傾向が強いため治療につながりにくいのに対して，パニック障害患者がパニック発作の治療のために自ら受診しようとする傾向が強いからである。

　SAD患者はアルコール症を合併することが多く，SAD患者の19～28％はアルコール乱用の問題を抱えているといわれる[3]。SAD患者は，種々の社会的

な状況への恐怖や身体症状をやわらげる対処行動としてアルコールを使用する。

　以上から，SADでは高い割合でうつ病をはじめとしたコモビディティを伴い，また，コモビディティを伴うことで治療反応性や経過が不良になる。SADでは単なる性格の問題（内気や恥ずかしがりや）としてとらえられることが多いため受療行動につながることが少なく，受診したとしてもSADと診断されず適切な治療を受けていないことが多い。このため，SADについての啓発と早期治療を効果的に行うことが，患者の転帰やQOLに重要な意味を持つと考えられる。

E．社交不安障害とうつ病，とりわけ非定型うつ病の関係

　米国の疫学研究National Comorbidity Surveyでは社交不安障害における大うつ病の併発率は，17％でオッズ比2.9％であった[20]。しかし，その後の疫学研究National Epidemiologic Survey on Alcohol and Related Conditions（NESARC）によれば，社交不安障害が大うつ病を併発する割合は34.1％に増加している[11]。この頻度は，大うつ病が社交不安障害を併発する割合10.4％より高い[12]。社交不安障害にうつ病を併発する割合は実地臨床ではさらに高い。プライマリーケアクリニック患者511名における社交不安障害は7.0％で，そのうち58.3％は大うつ病を併発していたという[29]。

　ミュンヘンの疫学研究は14歳から24歳まで追跡調査し，社交不安障害に引き続きうつ病が発症してくる要因を検討した。その結果，オッズ比は2.9で，社交不安障害の発病年齢は関係なく，その重症度と罹病期間，およびパニック発作の存在が関係していた[4]。社交不安障害でうつ病が併発する要因を調べた別の研究では，親に不安障害や気分障害の家族歴があることと幼少時の行動抑制の既往が関係していた[3]。社交不安障害とうつ病の併発の時間的関係をみると，71％は社交不安障害が先行していた[7]。社交不安障害のタイプ別でうつ病の併発率を調べた研究がある。63名の社交不安障害で経過中に大うつ病を併

発したのは35％で，亜型分類では全般性37％，限局性30％で，両者に変わりはなかった[28]。Weinshenkenら（1996〜1997）[32]も全般性社交不安障害と限局性社交不安障害でうつ病の併発率に差はないと報告している。しかし，全般性に併発するうつ病では非定型うつ病の割合が高いという研究がある[23]。

うつ病に併発する不安障害の頻度を表2に示す。3つのどの研究でも，不安障害は非定型うつ病でないうつ病よりも非定型うつ病に併発しやすい。とりわけ社交不安障害にこの傾向が強い。社交不安障害と非定型うつ病の関係を詳しく調べた研究がある。Alpertら（1997）[1]は大うつ病243名における非定型うつ病の割合を調査した。社交不安障害のみの併発群（9.4％）での非定型うつ病の頻度は30.4％，回避性人格障害のみの群（11.1％）では37.0％，そして，両者の併発群（17.3％）では54.8％で，何も併発していない群では31.1％であった。逆に，非定型うつ病の26.4％は社交不安障害か回避性人格障害また

表2 うつ病に併発する不安障害の頻度

	Levitanら（1997） n=653	Posternakら（2002） n=579	Matza（2003） n=836
広場恐怖を伴う パニック障害		31.5 * 19.4	
	23.2 * 10.5 （パニック障害全体で）		16.5 * 7.6
広場恐怖を伴わない パニック障害		6.2 6.0	
社交不安障害	46.2 * 29.9	54.6 * 32.3	28.6 * 20.1
特定の恐怖症	44.6 * 29.3	18.5 14.0	33.4 26.1
全般性不安障害	19.6 14.0	20.0 15.4	20.0 16.6

上段：非定型うつ病　　下段：その他のうつ病
nはうつ病の総数　結果は％で示す
＊統計学的有意　$p<0.05$

表3 非定型病像を特徴づける事項(DSM-Ⅳ-TRによる診断基準)

非定型病像を持つと言えるのは,大うつ病性障害,双曲Ⅰ型障害,双極Ⅱ型障害において大うつ病エピソードが最近の気分障害であり,非定型病像が最近の2週間優勢の時か,または,過去2年間の気分変調性障害で非定型病像が優勢の場合である。
A 気分反応性(すなわち,実際のまたは現実性のある好ましい出来事に反応して気分が明るくなる) B 下記症状の2つ以上 　(1) 著しい体重増加または食欲増進 　(2) 過眠 　(3) 鉛様麻痺(すなわち,四肢の重くて鉛のような感じ) 　(4) 長期にわたる対人関係における拒絶に対する過敏性(抑うつエピソード期間に限らない),その結果社会生活,職業における著しい障害が生じる C 同期間のエピソードにおいてはメランコリー性の特徴も緊張病性の特徴の基準も満たさない

(American Psychiatric Association: Diagnostic and Statistical Manual of Mental Disorders. Fourth Edition. Text Revision. Published by the American Psychiatric Association. Washington DC, 2000 からの筆者訳)

は両者を併発していたが,非定型うつ病ではない大うつ病群でのその頻度は10.3％であった。以上のことから,非定型うつ病は社交不安障害と密接に関連していると考えることができる。非定型うつ病についての詳しいことは著者らの成書を参照されたい。ここでは非定型うつ病の DSM-Ⅳ-TR の診断基準を示しておく(表3)。

文　献

1) Alpert JE, Uebelacker LA, McLean NE, et al.: Social phobia, avoidant personality disorder and atypical depression; co-occurrence and clinical implications. Psychol Med 27 : 627-633, 1997.
2) American Psychiatric Association : Diagnostic and Statistical Manual of Mental Disorders. Fourth Edition, APA, Washington DC, 1987.
3) Beesdo K, Bittner A, Pine DS, et al.: Incidence of social anxiety disorder and the consistent risk for secondary depression in the first three decades of life. Arch Gen

Psychiatry 64 : 903-912, 2007.
4) Bittner A, Goodwin RD, Wittchen HU, et al.: What characteristics of primary anxiety disorders predict subsequent major depressive disorder? J Clin Psychiatry 65 : 618-626, 2004.
5) Brunello N, et al.: Social phobia ; diagnosis and epidemiology, neurobiology and pharmacology, comorbidity and treatment. J Affect Disord 60 : 61-74, 2000.
6) Carrigan MH, et al.: Self-medication in social phobia ; a review of the alcohol literature. Addict Behav 28 : 269-284, 2003.
7) Chartier MJ, Walker JR, Stein MB : Considering comorbidity in social phobia. Soc Psychiatry Psychiatr Epidemiol 38 : 728-734, 2003.
8) Davidson JR, et al.: The epidemiology of social phobia: findings from the Duke Epidemiological Catchment Area Study. Psychol Med 23: 709-718, 1993.
9) Davidson JRT, et al.: The brief social phobia scale. J Clin Psychiatry 52 : 48-51, 1991.
10) DeWit DJ, et al.: Antecedents of the risk of recovery from DSM-III-R social phobia. Psychol Med 29 : 569-582, 1999.
11) Grant BF, Hasin DS, Blanco C, et al.: The epidemiology of social anxiety disorder in the United States; results from the National Epidemiologic Survey on Alcohol and Related Conditions. J Clin Psychiatry 66 : 1351-1361, 2005.
12) Hasin DS, Goodwin RD, Stinson FS, et al.: Epidemiology of major depressive disorder; results from the National Epidemiologic Survey on Alcoholism and Related Conditions.Arch Gen Psychiatry 62 : 1097-1106, 2005.
13) 貝谷久宣, 横山知加, 岩佐玲子, ほか : 我が国における社交不安障害の特徴と治療の実際. 臨床精神薬理 6 : 1309-1320, 2003.
14) 貝谷久宣, ほか : 東大式社会不安尺度の開発と信頼性・妥当性の検討. 心身医学 44 : 279-287, 2004.
15) 貝谷久宣, 横山知加 : 社交不安障害. ストレスと臨床 23 : 15-20, 2005.
16) 貝谷久宣 : きまぐれ「うつ」病—誤解される非定型うつ病. ちくま新書, 筑摩書房, 2007.
17) 貝谷久宣, 不安・抑うつ臨床研究会編 : 非定型うつ病. 日本評論社, 2008.
18) 貝谷久宣 : 非定型うつ病. Pharma Medica 26 : 41-44, 2008.
19) 貝谷久宣 : 不安・抑うつ発作—見過されていた重要な症状. 不安障害研究 1 : 42-48, 2009.

20) Kessler RC, Stang P, Wittchen HU, et al.: Lifetime co-morbidities between social phobia and mood disorders in the US National Comorbidity Survey. Psychol Med 29 : 555-567, 1999.
21) Lecrubier Y : Comorbidity in social anxiety disorder ; impact on disease burden and management. J Clin Psychiatry 59 (suppl 17) : 33-38, 1998.
22) Levitan RD, Lesage A, Parikh SV, et al.: Reversed neurovegetative symptoms of depression; a community study of Ontario.Am J Psychiatry 154 : 934-940, 1997.
23) Mannuzza S, Schneier FR, Chapman TF, et al.: Generalized social phobia. Reliability and validity. Arch Gen Psychiatry 52 : 230-237, 1995.
24) Merikangas KR, et al.: Comorbidity and social phobia : evidence from clinical, epidemiologic, and genetic studies. Eur Arch Psychiatry Clin Neurosci 244 : 297-303, 1995.
25) Matza LS, Revicki DA, Davidson JR, et al.: Depression with atypical features in the National Comorbidity Survey; classification, description, and consequences. Arch Gen Psychiatry 60 : 817-826, 2003.
26) Posternak MA, Zimmerman M : The prevalence of atypical features across mood, anxiety, and personality disorders. Compr Psychiatry 43 : 253-262, 2002.
27) Schneier FR, et al.: Functional impairment in social phobia. J Clin Psychiatry 55 : 322-331, 1994.
28) Stein MB, Tancer ME, Gelernter CS, et al.: Major depression in patients with social phobia. Am J Psychiatry 147 : 637-639, 1990.
29) Stein MB, McQuaid JR, Laffaye C, et al.: Social phobia in the primary care medical setting. J Fam Pract 48 : 514-519, 1999.
30) Stein MB, et al.: Social Phobia Symptoms, Subtypes, and Severity ; Findings From a Community Survey. Arch Gen Psychiatry 57 : 1046-1052, 2000.
31) Weiller E, et al.: Social phobia in general health care ; an unrecognized undertreated disabling disorder. Br J Psychiatry 168 : 169-174, 1996.
32) Weinshenker NJ, Goldenberg I, Rogers MP, et al.: Profile of a large sample of patients with social phobia; comparison between generalized and specific social phobia. Depress Anxiety 4 : 209-216, 1996 〜 1997.
33) Yonkers KA, et al.: An eight-year longitudinal comparison of clinical course and characteristics of social phobia among men and women. Psychiatr Serv 52 : 637-643, 2001.

III. 症状評価尺度

　社交不安障害は近年まで社会恐怖と呼ばれ,「社会恐怖」という言葉は, 1900年代初頭に Janet により, パフォーマンスに関する不安を持つ患者について記載されたのが最初であった[8]。しかし, 欧米においては, 後述する DSM-III にその診断基準が登場するまで, 長きにわたって「無視されてきた不安障害」とされていた[14]。その後の大規模な疫学調査などで有病率の高さおよび社会生活の障害度の高さが指摘され, 米国ではうつ病, 物質乱用に次いで3番目に多い精神疾患とされている[13]。

　一方で, わが国の精神科臨床においては, 社会恐怖と類似の概念が1世紀以上も前から「対人恐怖症」として注目され, 膨大な研究が行われてきた。ただ, そこでは恐怖症と呼ぶことができない軽度の対人緊張や不安も対人恐怖とされ, 非常にポピュラーな「神経症」という捉え方がなされてきた[18]。「対人恐怖」は文化結合症候群としてわが国特有の病態と考えられていたため,「社会恐怖」と「対人恐怖」の両者の異同については議論があるが[12], 対人恐怖をはじめとした社交不安を客観的に測定するためのいくつかの評価尺度が発案されている。主に米国において発案されたそれら評価尺度の日本版標準化の妥当性および信頼性が検証され, あるいはわが国においてさらに改良を加えられたものが今日の精神科臨床に応用されている。

　ここでは, 社交不安障害の診断とその評価尺度について述べる。

A. 国際的診断基準の登場 (DSM と ICD)

　社会恐怖 (Social Phobia) は, 1980年発行の米国精神医学会 (APA) による精神障害の分類と診断の手引き第3版 (DSM-III) においてはじめて独立した

診断カテゴリーが与えられた，比較的新しい疾患概念である[1]。

第2版（DSM-Ⅱ）までは，社会恐怖とよく似た症状が，恐怖症性障害の下位項目に分類されていた。しかし，DSM-Ⅲにおいても，特定の社会状況に対する恐怖が強調されており，ここでもまだ単一恐怖の一亜型といった程度のものであり，全般的な社会状況に対する恐怖症状は回避性人格障害に分類されることになっていた。

続く改訂版であるDSM-Ⅲ-Rにおいて，社会恐怖が全般性と非全般性の2つに分類されるようになった。すなわち，1つあるいは2つ程度の社会的状況のみならず多くの社会的状況で恐怖症状や回避行動を示すものを全般性と特定することになったのである。

第4版（DSM-Ⅳ）において括弧書きで社交不安障害（Social Anxiety Disorder：SAD）が併記されるようになり[2]，次第に社会恐怖よりも社交不安障害という用語のほうが使用されるようになってきた。その理由としては，「恐怖」という言葉の差別的な響きを和らげるのと，「社交不安」には「恐怖」と「回避」の両方の意味が含まれるから，病態をより正確に表しているという点があげられる[20]。またDSM-Ⅳでは，「恐怖は状況依存性または状況誘発性のパニック発作の形をとることがある」と記されるようになり，パニック発作を経験する社交不安障害患者とパニック障害患者の鑑別が重要視されてきたためと考えられる。

DSM-Ⅲに登場してから12年後の1992年になって，ようやく世界保健機関（WHO）の国際疾病分類第10改訂版（ICD-10：精神および行動の障害－臨床記述と診断ガイドライン）にも登場した[25]。それ以後，欧米では急速にこの疾患に対する研究が進み，症例報告や研究論文が専門誌に報告されるようになった。DSM-Ⅳ-TR（**表1**）ならびにICD-10（**表2**）における社交不安障害，社会恐怖の診断基準の一部を表に示す。

表1 社交不安障害の診断基準（DSM-IV-TR）

1. よく知らない人たちの前で他人の注目を浴びるかもしれない社会的状況または行為をするという状況の1つまたはそれ以上に対する顕著で持続的な恐怖。その人は自分が恥をかかされたり、恥ずかしい思いをしたりするような形で行動することを恐れる。
2. 恐怖している社会的状況への暴露によって、ほとんど必ず不安反応が誘発され、それは状況依存性または状況誘発性のパニック発作の形をとることがある。
3. その人は、恐怖が過剰であること、または不合理であることを自分で認識している。
4. 恐怖している社会的状況または行為をする状況が回避されているか、またはそうでなければ、強い不安または苦痛が生じながら耐え忍んでいる。
5. 恐怖している社会的状況または行為をする状況の回避、不安を伴う予期、または苦痛のために、その人の正常な毎日の生活習慣、職業上の（学業上の）機能、または社会活動または他者との関係が障害されており、またはその恐怖症があるために著しい苦痛を感じている。

（高橋三郎, 大野 裕, 染矢俊幸, 訳：DSM-IV-TR 精神疾患の分類と診断の手引（新訂版, 第8刷）. 医学書院, 2008 より許諾を得て転載）

表2 社会恐怖の診断ガイドライン（ICD-10）

確定診断のためには、以下のすべての基準が満たされなければならない。
1. 心理的症状、行動的症状あるいは自律神経症状は、不安の一次的発現であり、妄想あるいは強迫思考のような他の症状に対する二次的なものであってはならない。
2. 不安は、特定の社会的状況に限定されるか、あるいはそこで優勢でなければならない。
3. 恐怖症的状況を常に可能な限り回避しようとする。

（融 道男, 中根允文, 小見山実, ほか, 監訳：ICD-10 精神および行動の障害. 臨床記述と診断ガイドライン（新訂版）. 医学書院, 2005より許諾を得て改変）

B. 社交不安障害の症状評価尺度

　社交不安障害の評価尺度として、以下に代表的なものをあげてそれぞれについて概説する。評価尺度には、患者自身による自己記入式のものと、治療者が評価するものの2種類がある（表3）。BSPSを除くそれぞれの評価尺度において日本語版が作成され、日本版標準化の妥当性と信頼性が実証されている。

表3　社交不安障害の症状評価尺度

【治療者による評価尺度】
　i ）LSAS（Liebowitz Social Anxiety Scale：リーボビッツ社交不安評価尺度）[15]，
　　　LSAS-J（日本語版）[4]
　ii）BSPS（Brief Social Phobia Scale：社会恐怖簡易評価尺度）[5]
【自己記入式評価尺度】
　i ）TSAS（東大式社会不安尺度）[10]
　ii）FNE（Fear of Negative Evaluation）[24, 7]
　iii）SADS（Social Avoidance and Distress Scale）[24, 7]
　iv）SPS（Social Phobia Scale）[16, 9]
　v ）SIAS（Social Interaction Anxiety Scale）[16, 9]

1. 治療者による評価尺度

i）LSAS（Liebowitz Social Anxiety Scale）

Liebowitzにより1987年に発表された社交不安評価尺度である[15]。社交不安障害の臨床症状や薬物療法，精神療法の治療反応性を評価する尺度として，治験などにも広く使用され，International Consensus Group on Depression and Anxietyにおいては社交不安障害の臨床症状を評価者が評価する尺度としてゴールドスタンダードとされている。また，LSASは自己評定でも用いられることがある[6]。

LSASは行為状況（13項目），社交状況（11項目）の計24項目で構成され，さまざまな社会的状況について恐怖の程度と回避の程度をそれぞれ0〜3の4段階で評価する。

朝倉らによってLSASの日本語版LSAS-Jが作成されている[4]（表4）。これは，わが国で初めて実施された，社交不安障害に対する薬物療法の有効性に関する検討に使用され，Fluvoxamineによるプラセボ対照二重盲検試験において，その臨床上の妥当性が確認されている。

ii）BSPS（Brief Social Phobia Scale）

Davidsonらによって1991年に発表された簡易式の社交不安評価尺度である（表5）。LSASと同様に，社交不安障害に対する薬物療法の効果を検定するための尺度としてよく用いられる。BSPSは11項目であり，7つの社会的状況に

表4 LSAS-J（Liebowitz Social Anxiety Scale 日本語版）

お願い：この1週間にあなたが感じていた様子にもっともよくあてはまる番号を、項目ごとに1つだけ選んで記入してください。項目をとばしたりせずに全部埋めてください。

	恐怖感／不快感	回避
	0：まったく感じない 1：少しは感じる 2：はっきりと感じる 3：非常に強く感じる	0：まったく回避しない 1：回避する（確率1/3以下） 2：回避する（確率1/2程度） 3：回避する （確率1/3以上または100%）
1. 人前で電話をかける（P）	0　1　2　3	0　1　2　3
2. 少人数のグループ活動に参加する（P）	0　1　2　3	0　1　2　3
3. 公共の場所で食事をする（P）	0　1　2　3	0　1　2　3
4. 人と一緒に公共の場所でお酒（飲み物）を飲む（P）	0　1　2　3	0　1　2　3
5. 権威のある人と話しをする（S）	0　1　2　3	0　1　2　3
6. 観衆の前で何か行為をしたり話しをする（P）	0　1　2　3	0　1　2　3
7. パーティーに行く（S）	0　1　2　3	0　1　2　3
8. 人に姿を見られながら仕事（勉強）する（P）	0　1　2　3	0　1　2　3
9. 人に見られながら字を書く（P）	0　1　2　3	0　1　2　3
10. あまりよく知らない人に電話をする（S）	0　1　2　3	0　1　2　3
11. あまりよく知らない人達と話し合う（S）	0　1　2　3	0　1　2　3
12. まったく初対面の人と会う（S）	0　1　2　3	0　1　2　3
13. 公衆トイレで用を足す（P）	0　1　2　3	0　1　2　3
14. 他の人達が着席して待っている部屋に入って行く（P）	0　1　2　3	0　1　2　3
15. 人々の注目を浴びる（S）	0　1　2　3	0　1　2　3
16. 会議で意見を言う（P）	0　1　2　3	0　1　2　3
17. 試験を受ける（P）	0　1　2　3	0　1　2　3
18. あまりよく知らない人に不賛成であると言う（S）	0　1　2　3	0　1　2　3
19. あまりよく知らない人と目を合わせる（S）	0　1　2　3	0　1　2　3
20. 仲間の前で報告する（P）	0　1　2　3	0　1　2　3
21. 誰かを誘おうとする（P）	0　1　2　3	0　1　2　3
22. 店に品物を返品する（S）	0　1　2　3	0　1　2　3
23. パーティーを主催する（S）	0　1　2　3	0　1　2　3
24. 強引なセールスマンの誘いに抵抗する（S）	0　1　2　3	0　1　2　3

P：Performance（行為状況）、S：Social interaction（社交状況）
（朝倉 聡, 井上誠士郎, 佐々木史, ほか：Liebowitz Social Anxiety Scale（LSAS）日本語版の信頼性および妥当性の検討. 精神医学44：1077-1084, 2002[4]）より許諾を得て転載）

表5 BSPS (Brief Social Phobia Scale)

Table.1 The Brief Social Phobia Scale

Instructions : It is recommended that the interviewer give a copy of this scale to the client for the interview. The time period will cover the previous week, unless otherwise specified (e.g., at the initial evaluation interview, when it could be the previous month).

【Part Ⅰ. (Fear/Avoidance)】
　How much do you fear and avoid the following situations ? Please give separate ratings for fear and avoidance.

	Fear rating	Avoidance rating
	0 = None	0 = Never
	1 = Mild	1 = Rare
	2 = Moderate	2 = Sometimes
	3 = Severe	3 = Frequent
	4 = Extreme	4 = Always
	Fear (F)	Avoidance (A)
1. Speaking in public or in front of others	_____	_____
2. Talking to people in authority	_____	_____
3. Talking to strangers	_____	_____
4. Being embarrassed or humiliated	_____	_____
5. Being criticized	_____	_____
6. Social gatherings	_____	_____
7. Doing something while being watched (this dose not include speaking)	_____	_____

【Part Ⅱ.Physiologic (P)】
　When you are in a situation that involves contact with other people, or when you are thinking about such a situation, do you experience the following symptoms ?

　　　　　　　　　　　　　　　0 = None
　　　　　　　　　　　　　　　1 = Mild
　　　　　　　　　　　　　　　2 = Moderate
　　　　　　　　　　　　　　　3 = Severe
　　　　　　　　　　　　　　　4 = Extreme

8. Blushing	_____	
9. Palpitations	_____	
10. Trembing	_____	
11. Sweating	_____	

　　　　　Total scores　F =　　　A =　　　P =　　　Total=

(Davidson JR, Potts NL, Richichi EA, et al.: The brief social phohia scale. J Clin Psychiatry 52 : 48-51, 1991 [5] より許諾を得て転載)

対する恐怖と回避の程度，および身体症状として社交不安障害に共通してみられる[3] ①赤面，②動悸，③震え，④発汗の4つの身体症状（自律神経系症状）について5件法で評価する。

日本語版標準化はなされていない。

2. 自己記入式評価尺度

i) TSAS（東大式社会不安尺度，現在は「社交不安障害検査」として金子書房より出版）

貝谷らによって2004年に，社会的状況に対する恐怖と回避，身体症状，日常生活支障度を測定する項目で構成され，社交不安障害をスクリーニングできる尺度として作成され（表6），その信頼性と妥当性が実証されている[10]。

表6 社交不安障害検査尺度

第1部
過去1ヵ月間のうち、あなたは以下の状況に対して、どれくらい恐怖感を持ち、その状況を避けましたか？
一つ選び、○で囲んでください。質問項目は飛ばしたりせず、全部に答えてください。

(1) 恐怖　　　　　　　　　　　　　　　恐怖感を持った程度

恐怖 (F)	ない	軽度	中等度	高度	非常に高度
1. 多くの人の前で話す	0	1	2	3	4
2. 目⋯	0	1	2	3	4
3. ⋯	0	1	2	3	4
4. ⋯	0	1	2	3	4
5. ⋯	0	1	2	3	4
6. 人前⋯奏したりする	0	1	2	3	4
7. 他人と⋯	0	1	2	3	4
8. 電話⋯	0	1	2	3	4
9. 新⋯の社交的な集まりに出る	0	1	2	3	4

(2) 回避　　　　　　　　　　　　　　　恐怖の状況を避けた頻度

回避 (A)	ない	まれに	時々	しばしば	いつも
10. 多くの人の前で話す	0	1	2	3	4
11. 目⋯	0	1	2	3	4
12. ⋯る	0	1	2	3	4
13. ⋯	0	1	2	3	4

14.	0	1	2	3	4
15. 人前で演奏したりする	0	1	2	3	4
16. 他人と	0	1	2	3	4
17. 電話	0	1	2	3	4
18. 新 の社交的な集まりに出る	0	1	2	3	4

第2部　身体症状（P）

ほかの人々と接触したときや、そのような状況を思い浮かべたときに、次のような症状を経験しましたか？

一つ選び、○で囲んでください。質問事項は飛ばしたりせず、全部に答えてください。

恐怖（F）	ない	軽度	中等度	高度	非常に高度
19. 赤面または青くなる	0	1	2	3	4
20. 動	0	1	2	3	4
21.	0	1	2	3	4
22.	0	1	2	3	4
23.	0	1	2	3	4
24. 吐	0	1	2	3	4
25. 口の	0	1	2	3	4
26. 息苦	0	1	2	3	4
27. 尿が	0	1	2	3	4
28. 頭	0	1	2	3	4

第3部　日常生活支障度（D）

日常生活にどの程度支障を感じていますか？

29. 第1部、第2部の状況を踏

ほとんど　　　　　　　　　　　　　　　　　　大変
支障はない　　　　　　　　　　　　　　　　　支障がある

（貝谷久宣, 編：社交不安障害検査. 金子書房, 2009[11]より許諾を得て一部を転載）

TSASは「人前でのパフォーマンス不安と他者評価懸念」、「身体症状」、「対人交流に対する不安」の3因子と日常生活支障度に関する項目で構成されている。

LSAS, BSPSは、ともに社会的状況に対する恐怖と回避を主として評価しており、身体症状に対する評価は十分ではないと考えられる。

社交不安障害の患者は、社会的状況に直面したり、社会的状況に入ることを想像したりすることによって、生理的覚醒が生じることが明らかにされている[2]。

したがって，SADの症状を評価する際には，身体症状について十分に評価する必要がある。BSPSでは，4つの身体症状について評価しているが，多くの社交不安障害患者が，吐き気や筋肉のこわばり，口の渇きなどのさらに多様な身体症状を訴えることが明らかにされている[19]。TSASでは，BSPSの項目を参考にして10項目の身体症状について評価している。

また，DSM-Ⅳ-TRの診断基準にみられるように，社交不安障害であるかどうかは症状が日常生活に支障をきたしているかどうかで判断されるため，社交不安障害を評価する尺度には日常生活支障度を評価する項目が含まれている必要がある。そこでTSASでは，日常生活支障度について評価可能な項目を追加し，日常生活支障度を重みづけすることが適切であることが示されている。

したがってTSASは，社会的状況に対する恐怖9項目（0：ない，1：軽度，2：中等度，3：高度，4：非常に高度），社会的状況に対する回避9項目（0：ない，1：まれに，2：時々，3：しばしば，4：いつも），身体症状10項目（0：ない，1：軽度，2：中等度，3：高度，4：非常に高度），日常生活支障度1項目（A：日常生活にほとんど支障はない［0点］，B：日常生活に多少支障がある［10点］，C：日常生活にかなり支障がある［20点］，D：日常生活に大変支障がある［30点］）の合計29項目で構成されている。日常生活支障度は，他の項目の合計が当初30項目120点であったことから，合計点を150点とするためにその最高点を30点としたが，解析の結果，恐怖と回避それぞれから1項目ずつ削除されたため，合計点が142点となっている。

ⅱ）FNE（Fear of Negative Evaluation）

対人場面での不安測定の尺度として，Watson DとFriend Rによって1969年に開発されたものである[24]。FNEは，他者からの否定的な評価に対する不安の測定を目的にした尺度であり，30項目の2件法で構成されている。多くの社会的不安研究に用いられ，その信頼性と妥当性が実証されてきた。

日本語版標準化が石川らによって作成され（1992年，**表7**），その信頼性および妥当性が実証されている[7]。不安の存在を問う質問項目と，不安の不在を問う質問項目があり，前者は「はい」が1点，「いいえ」が0点，後者は「はい」が0点，「いいえ」が1点と採点される。

iii) SADS (Social Avoidance and Distress Scale)

FNE と同じく,対人場面での不安測定の尺度として,Watson D と Friend R によって1969年に開発されたものである[24]。SADS は,社会場面において経験される不安感や社会場面からの回避行動を測定するための尺度であり[7],28項

表7 FNE (Fear of Negative Evaluation) 日本語版

項目No.	項目内容
1	人に馬鹿だと思われるのではないかと心配することは,ほとんどない。
2	人がなんと思おうと,どうということはないとわかっていても,自分のことをどう思うか気になる。
3	誰かが私のことを評価していることがわかると,緊張して神経過敏になる。
4	人が私について良くない印象を持ちつつあるとわかっても気にしない。
5	人前で失敗するとひどくうろたえてしまう。
6	自分にとって大切な人たちが私をどう思うか不安になることはほとんどない。
7	馬鹿げたように見えないかとか,馬鹿な真似をして物笑いにならないかとよく心配する。
8	自分のことを,他の人が認めてくれなくてもほとんど動じない。
9	他の人が私の欠点に気づくのではないかとしばしば心配する。
10	他の人が自分のことを認めてくれなくても,あまり気にならない。
11	誰かが私のことを評価していると,最悪の場合を予想しがちである。
12	どんな印象を人に与えているか,ほとんど気にしない。
13	他の人が私を認めてくれないのではないかと思う。
14	人に自分の欠点を,みつけられるのではないかと心配だ。
15	他の人が私をどう思うかが,私を左右することはない。
16	人に気にいられなくても,必ずしもうろたえたりはしない。
17	誰かと話しているとき,その人が自分のことをどう思っているか心配だ。
18	誰だって時には失敗をすることがあるのだから,私は失敗を気にする必要はないと思う。
19	自分がどんな印象を与えているのかいつも気になる。
20	自分の目上の人が私のことをどう思っているのか,ひどく気になる。
21	もし誰かが私のことを評価しているとわかっても,私にはほとんど関係ない。
22	他の人が私のことを価値がないと思うのではないかと心配だ。
23	他の人が私のことをどう思うかはほとんど気にならない。
24	他の人が私のことをどう思っているか,気にしすぎると思うことがときどきある。
25	間違ったことを言ったり,したりするのではないかとしばしば心配になる。
26	他の人が私をどう思っているか気にかけない方である。
27	たいていの場合,他の人が私に対して良い印象を持つだろうという自信がある。
28	私にとって大切な人が,私のことを気にかけてくれないのではないかと思うことが多い。
29	私の友達が自分をどう思っているかをあれこれ考えてしまう。
30	目上の人が私を評価しているとわかると緊張して神経過敏になる。

(石川利江,佐々木和義,福井 至:社会的不安尺度FNE・SADSの日本版標準化の試み.行動療法研究18:10-17,1992[7] より許諾を得て転載)

目の2件法で構成されている。

これも FNE と同じく,日本語版標準化が石川らによって作成され(1992年,表8),その信頼性および妥当性が実証されている[7]。不安の存在を問う質問項目と,不安の不在を問う質問項目があり,その採点法も FNE と同じである。

表8 SADS(Social Avoidance and Distress Scale)日本語版

項目No.	項目内容
1	慣れない社会的状況でもリラックスしている。
2	非常に社会的にふるまわなければならないような状況は避けようとする。
3	見知らぬ人と一緒にいても,容易にリラックスできる。
4	人を避けたいとは特に思わない。
5	私は社会的な場面でろうばいすることがよくある。
6	私は社会的場面では,いつも落ち着いて,くつろいでいられる。
7	異性と話をしているときはいつも気楽にしていられる。
8	よく知らない人とは話さないようにする。
9	知らない人と知り合いになるチャンスは生かすようにしている。
10	気楽な集まりでも異性がいると神経過敏になったり,緊張したりすることがよくある。
11	よく知らない人たちといると,いつも神経過敏になる。
12	集団の中でも,いつもリラックスしている。
13	人を避けたいと思うことがよくある。
14	知らない人たちの中にいると,いつも居心地が悪い。
15	初対面の人に会うときでも,いつもリラックスしていられる。
16	人に紹介される時に,緊張し神経過敏になる。
17	部屋の中に知らない人ばかりいても,そこに入っていける。
18	大勢の集団に近づいて仲間入りするのは,避けようとする。
19	目上の人から話しかけられても,気おくれせずに応対できる。
20	集団の中にはいると,落ち着かなくなることが多い。
21	私は引っ込み思案になりがちである。
22	パーティーや集会で人と話をするのは特に気にならない。
23	大勢の集団の中では,めったにくつろぐことがない。
24	社会的な用向きを避けるために,いいわけを考えることがよくある。
25	人を引き合わせるようなことは,それほど気にならない。
26	公式の社会的場面を避けようとする。
27	いったん決まった社会的用向きであれば,どのような場であれ,とにかくでかけていく。
28	誰か他の人と一緒にいても,リラックスできる。

(石川利江,佐々木和義,福井 至:社会的不安尺度FNE・SADSの日本版標準化の試み.行動療法研究18:10-17,1992[7]より許諾を得て転載)

iv) SPS (Social Phobia Scale)

Mattick RP, Clarke JCによって1998年に作成された自己記入式の質問紙である。FNEとSADSは社交不安障害の特徴である「他者から注目されることに対する恐れ」を測定していないことが問題とされていた[16]。また，社交不安障害はサブタイプに分類でき，恐れる社会状況の種類や数によって分類が行われている。社会状況の種類として重視されるのがパフォーマンス状況と対人交流状況であるが[21]，FNEとSADSは社会的状況の種類を考慮していないため，社交不安障害の患者が恐れる状況を考慮した尺度として考案された。SPSは，20項目，5件法で回答する質問紙であり，他者から観察される社会的状況，主として人前でのパフォーマンス状況に対する恐怖を測定する[9]。

表9 SPS (Social Phobia Scale) 日本語版

Items
I. 他者から見られることに対する不安 ($\alpha=0.91$)
1 人前で文字を書かなければならない時，不安になる。
2 公衆トイレを使う時，自意識過剰になる。
3 自分の声や，自分の話を聞いている人の存在に突然気づくことがある。
4 道を歩いている時，人が自分をじっと見ていると思い，緊張する。
5 人といる時，赤面するのではないかと怖くなる。
6 他の人達がすでに着席している部屋に入る時，自意識過剰になる。
7 他の人に見られている時，震えてしまうのではないかと心配になる。
8 バスや電車で人と向かい合わせに座ったら，緊張する。
9 人が自分のことをふらついているとか，病気であると思っているかもしれないと考えパニックになる。
10 たくさんの人と一緒にいる時は，飲み物を飲みにくいと思う。
11 レストランで知らない人と食事をする時は，自意識過剰になる。
12 人が自分の行動を奇妙だと思うのではないかと心配する。
13 混雑した食堂でトレイを運ぶとしたら，緊張するだろう。
14 人前で自分をコントロールできなくなるのではないかと心配する。
15 人の注目を浴びるようなことをしてしまうのではないかと心配する。
16 エレベーターに乗っている時，人が自分を見ているのではないかと緊張する。
17 列に並んでいる時，目立っていると感じることがある。
18 人前で話す時，緊張する。
19 人前で頭が上下左右に揺れるかもしれないと心配する。
20 人が自分を見ていることがわかると，ぎこちなくなったり緊張したりする。

(金井嘉宏, 笹川智子, 陳　峻文, ほか：Social Phobia ScaleとSocial Interaction Anxiety Scale日本語版の開発. 心身医学44：841-850, 2004[9]より許諾を得て転載)

金井らによって日本語版標準化が作成され（2004年，表9），その信頼性および妥当性が実証されている[9]。

v）SIAS（Social Interaction Anxiety Scale）

SPSと同じく社交不安障害の患者が恐れる状況を考慮した尺度としてMattick RP, Clarke JCによって1998年に作成された自己記入式の質問紙であり，20項目，5件法で回答する[16]。SIASは，人との会話や付き合いのような他者と交流する状況に対する恐怖を測定している[9]。

これもSPSと同じく，金井らによって日本語版標準化が作成され（2004年，表10），その信頼性および妥当性が実証されている[9]。

表10　SIAS（Social Interaction Anxiety Scale）日本語版

Items
I．対人交流に対する不安
1　目上の人（先生，上司など）と話さなければならない時，緊張する。
2　人と目を合わせるのは難しい。
3　自分のことや自分の気持ちについて話す時，緊張する。
4　同僚とうまくやっていくのは難しいと感じる。
6　道で知り合いに会うと緊張する。
7　社交的に人とつきあうのは苦痛である。
8　誰かと2人っきりになると緊張する。
10　人と話すのは難しい。
12　自分を表現するとき，ぎこちないと思われるのではないかと心配する。
13　人の意見に反対するのは難しい。
14　魅力的な異性と話すのは難しい。
15　人前で何を話したらよいかわからないと心配する。
16　よく知らない人とつきあうのは緊張する。
17　話をしている時，恥ずかしいことを言っているのではないかと感じる。
18　集団でいる時，自分は無視されているのではないかと心配する。
19　集団でつきあうのは緊張する。
20　あまり知らない人に会った時，あいさつするかどうか迷う。
II．対人交流場面における効力感の低さ（$\alpha=0.72$）
5　同年代の人と友達になるのはたやすい。
9　パーティーなどで人と会うのは平気だ。
11　話題を見つけるのはたやすい。

（金井嘉宏，笹川智子，陳　峻文，ほか：Social Phobia ScaleとSocial Interaction Anxiety Scale日本語版の開発．心身医学44：841-850, 2004[9]より許諾を得て転載）

3. その他の評価尺度

その他，社交不安を特異的に評価するものではないが，よく用いられるものとして，CGI-S（Clinical Global Impression-Improvement score：臨床全般印象尺度，表11）と Sheehan Disability Scale（表12）などが用いられている。

i) CGI-S（Clinical Global Impression-Improvement score：臨床全般印象尺度）

疾患特異的な症状や重症度を評価する尺度に比べると，決して疾患に関する鋭敏な評価をするものではないが，治療に対する反応群と非反応群を区別することは可能である。そのため，薬物治療の治療効果の有無の判定によく用いられる。

CGI-2の全般改善度において，「1. 非常に改善された」あるいは「2. かなり改善された」患者群が治療反応群とされる。

ii) Sheehan Disability Scale 日本語版（SDISS）[26]

症状の有無をスコアで測定するのみでは，実際の患者の生活において社交不安障害がもたらす影響を適切に知ることはできない。そこで，疾患特異性は低

表11　CGI-S（Clinical Global Impression-Improvement score）

CGI-1：疾患の重症度		CGI-2：全般改善度	
スコア	試験対象となる疾患に関する自身の全臨床経験を考慮した場合，現時点における患者の精神障害の重症度はどの程度であると判断されるか？	スコア	薬物による治療との直接的な因果関係の有無に関する判断とは無関係に全体的な改善度を評価する。試験登録時と比べ，患者の様態はどの程度変化したか？
0	未評価	0	未評価
1	全く異常なし	1	非常に改善された
2	境界型の精神障害あり	2	かなり改善された
3	軽度の精神障害あり	3	わずかに改善された
4	中等度の精神障害あり	4	変化なし
5	明らかな精神障害あり	5	わずかに悪化した
6	重度の精神障害あり	6	かなり悪化した
7	極度に重症度の高い患者のうちの1例である	7	非常に悪化した

（NIMH Early Clinical Drug Evaluation PRB：Clinical global impressions. In: ECDEU Assessment manual for psychopharmacology, revised（ed Guy W）. US Department of Health and Human Services Public Health Service, Alcohol Drug Abuse and Mental Health Administration, NIMH Psychopharmacology Research Branch, pp217-222, 1976より引用）

表12 自己記入式 SDISS（Sheehan Disability Scale）日本語版

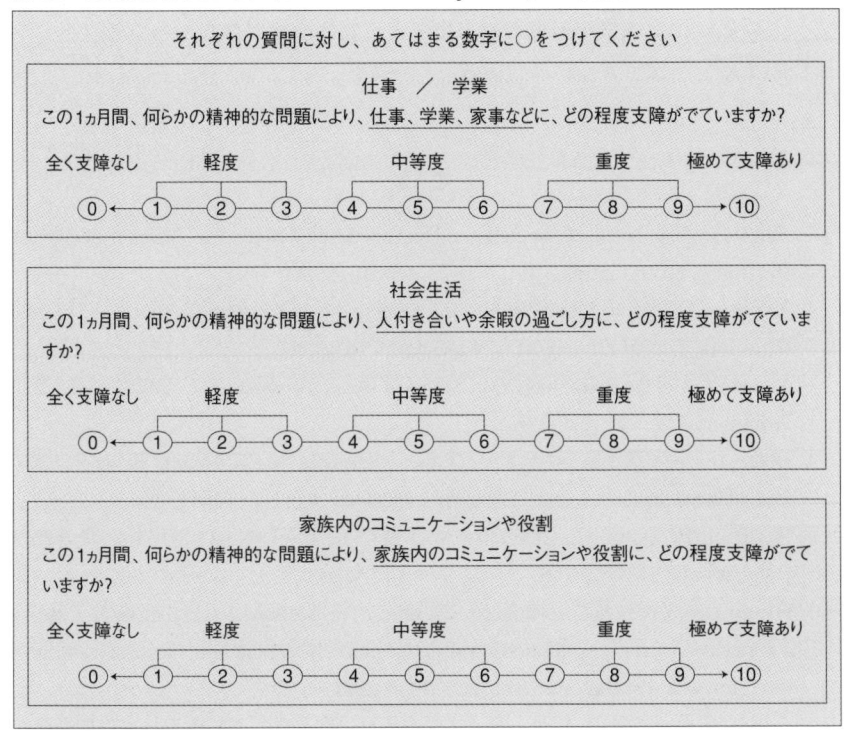

それぞれの質問に対し、あてはまる数字に○をつけてください

仕事 ／ 学業
この1ヵ月間、何らかの精神的な問題により、仕事、学業、家事などに、どの程度支障がでていますか？

全く支障なし ／ 軽度 ／ 中等度 ／ 重度 ／ 極めて支障あり
0 — 1 — 2 — 3 — 4 — 5 — 6 — 7 — 8 — 9 — 10

社会生活
この1ヵ月間、何らかの精神的な問題により、人付き合いや余暇の過ごし方に、どの程度支障がでていますか？

全く支障なし ／ 軽度 ／ 中等度 ／ 重度 ／ 極めて支障あり
0 — 1 — 2 — 3 — 4 — 5 — 6 — 7 — 8 — 9 — 10

家族内のコミュニケーションや役割
この1ヵ月間、何らかの精神的な問題により、家族内のコミュニケーションや役割に、どの程度支障がでていますか？

全く支障なし ／ 軽度 ／ 中等度 ／ 重度 ／ 極めて支障あり
0 — 1 — 2 — 3 — 4 — 5 — 6 — 7 — 8 — 9 — 10

（吉田卓史, 大坪天平, 土田英人, ほか：Sheehan Disability Scale（SDISS）日本語版の作成と信頼性および妥当性の検討. 臨床精神薬理 7：1653, 2004[26] より許諾を得て転載）

いが，社交不安障害がもたらす日常生活における支障度を判定する目的でSDISSがよく用いられる。仕事／学業，社会生活，家族内コミュニケーションや役割の3項目について，0点（全く支障なし）から10点（極めて支障あり）までの数直線からなり，1点から3点までが軽度，4点から6点までが中等度，7点から9点までが重度である。患者自らが当てはまる数字に丸をつける極めて簡便な尺度になっている。

ただし，日常生活における支障がすべて社交不安障害の症状に起因しているとは限らないことに注意すべきである。症状と日常生活支障度は直接的な因果関係を持つものではなく，特に慢性例では，症状と日常生活支障度の相関を明

らかにするのは困難である。例えば，仕事の妨げとなる症状があるからといって，その症状によってその患者が今までずっと仕事ができなかったことをすべて説明することはできないのである。

文　献

1) American Psychiatric Association : Diagnostic and Statistical Manual of Mental Disorders, Third Edition. APA, Washington DC, 1980.
2) American Psychiatric Association : In : Diagnostic and Statistical Manual of Mental Disorders, Fourth Edition. APA, Washington DC, 1994.
3) Amies PL, Gelder MG, Shaw PM : Social phobia ; a comparative clinical study. Br J Psychiatry 142 : 174-179, 1983.
4) 朝倉　聡, 井上誠士郎, 佐々木史, ほか：Liebowitz Social Anxiety Scale（LSAS）日本語版の信頼性および妥当性の検討. 精神医学 44 : 1077-1084, 2002.
5) Davidson JR, Potts NL, Richichi EA, et al.: The brief social phohia scale. J Clin Psychiatry 52 : 48-51, 1991.
6) Fresco DM, Coles ME, Heimberg RG, et al.: The Liebowitz social anxiety scale ; a comparison of the psychometric properties of self-report and clinician-administered formats. Psychol Med 31 : 1025-1035, 2001.
7) 石川利江, 佐々木和義, 福井　至：社会的不安尺度 FNE・SADS の日本版標準化の試み. 行動療法研究 18 : 10-17, 1992.
8) Janet P : Les Obsessions et la Psychasthenie. Paris, France Felix Alcan, 1903.
9) 金井嘉宏, 笹川智子, 陳　峻文, ほか：Social Phobia Scale と Social Interaction Anxiety Scale 日本語版の開発. 心身医学 44 : 841-850, 2004.
10) 貝谷久宣, 金井嘉宏, 熊野宏昭, ほか：東大式社会不安尺度の開発と信頼性・妥当性の検討. 心身医学 44 : 279-287, 2004.
11) 貝谷久宣, 編：社交不安障害検査. 金子書房, 2009.
12) 笠原敏彦：対人恐怖と社会恐怖（ICD-10）の診断について. 精神神経学雑誌 97 : 357-366, 1995.
13) Keessler RC, McGonagle KA, Nelson CB, et al.: Lifetime and 12-month prevalence of DSM-III-R psychiatric disorders in the United States. Results from the National Comorbidity Survey. Arch Gen Psychiatry 51 : 8-19, 1994.
14) Liebowitz MR, Gorman JM, Fyer AJ, et al.: Social phobia ; a review of a neglected

anxiety disorder. Arch Gen Psychiatry 42 : 729-736, 1985.
15) Liebowitz MR : Social phobia. Mod Probl Pharmacopsychiatry 22 : 141-173, 1987.
16) Mattick RP, Clarke JC : Development and validation of measures of social phobia scrutiny fear and social interaction anxiety. Behav Res Ther 36 : 455-470, 1998.
17) NIMH Early Clinical Drug Evaluation PRB : Clinical global impressions. In : ECDEU Assessment manual for psychopharmacology, revised (ed Guy W). US Department of Health and Human Services Public Health Service, Alcohol Drug Abuse and Mental Health Administration, NIMH Psychopharmacology Research Branch, pp217-222, 1976.
18) 西園昌久 : 対人恐怖の精神分析. 精神医学 12 : 15-21, 1970.
19) Rapee R : Descriptive psychopathology of social phobia. In : Social phobia : diagnosis, assessment, and treatment (eds Heimberg RG, Liebowitz MR, Hope DA, et al.). Guilford Press, New York, pp 69-93, 1995.
20) Stein DJ : Pharmacotherapy of social anxiety disorder. 臨床精神薬理 5 : 440-447, 2002.
21) Stein MB, Deutsch R : In search of social phobia subtypes : Similarity of feared social situations. Depress Anxiety 17 : 94-97, 2003.
22) 高橋三郎, 大野 裕, 染矢俊幸, 訳 : DSM-Ⅳ-TR 精神疾患の分類と診断の手引 (新訂版, 第8刷). 医学書院, 2008.
23) 融 道男, 中根允文, 小見山実, ほか, 監訳 : ICD-10 精神および行動の障害. 臨床記述と診断ガイドライン (新訂版). 医学書院, 2005.
24) Watson D, Friend R : Measurement of social-evaluative anxiety. J Consult Clin Psychol 33 : 448-457, 1969.
25) World Health Organization : In : The ICD-10 Classification of Mental and Behavioural Disorders ; Clinical Descriptions and Diagnostic Guidelines. WHO, Geneva, 1992.
26) 吉田卓史, 大坪天平, 土田英人, ほか : Sheehan Disability Scale (SDISS) 日本語版の作成と信頼性および妥当性の検討. 臨床精神薬理 7 : 1653, 2004.

IV. 生物学

　社交不安障害（Social Anxiety Disorder：SAD）の発症要因としては，遺伝学的要因と環境的要因が関係していると考えられている。遺伝学的要因については，すでに幼児期において，新規状況に直面すると，強い警戒心を示し，引きこもるといった行動抑制がみられることがあげられる。大部分が安定した内気な性格として成長するが，一部にSADに進展する可能性がある（発達心理学として別項に詳しく述べる）。さらに発症の経過として，10代頃に引き金となる出来事があり，それが一種の条件づけとなることが多い。成人して社会人になると，人前に出る，人とのかかわりが増えるといった社会状況の中で過度の不安緊張状態で苦痛を感じることが増えていく。本稿では，SADの生物学的所見，特に不安・恐怖反応など病態に関係が深い扁桃体や遺伝学的要因について概観する。

A. 自律神経機能

　SADの症状では，著明な自律神経症状（動悸・発汗）を伴うことが多い。自律神経機能がSAD患者では過剰反応している可能性がある。SAD患者の心拍数，血圧，血漿中カテコラミン反応などを調べた結果，SAD患者では公衆の面前で話をする際や社会的交流時の心拍数や血圧の上昇が健常者に比較してより著明に認められたが[14,24]，血漿中カテコラミン反応や唾液中コルチゾル反応は有意な差が認められなかった[13]。

　特に，心拍数では，全般性（generalized）SADよりも非全般性SADのほうがより強く認められる[14]。全般性SADが非全般性SADよりも小児期の行動抑制に関係あるとすれば，発達期に対抗的な調整機能が働き，自律神経反応が緩

やかになった可能性が考えられる。

B. 不安惹起物質による反応

　特にパニック障害において，不安惹起物質による研究が行われている。それと同時にSADにおいても同様の反応が起きるかをみる比較のための研究が行われている（表1）[4, 7, 12, 15, 18, 25~27, 30, 32, 33]。一般的にSADではパニック障害ほどでないにしても健常対照群と比較すると不安が起きやすい。特に，高濃度CO_2吸入やコレシストキニンの静注などでは，健常群と比較するとSADでは反応しやすい。しかし，これらの物質以外に健常群でも反応を示すものがみられるため，疾患群で特定の物質に反応しているのか，非特異的な神経反応なのかは明らかではない。

表1　不安惹起物質のパニック障害，社交不安障害，健常者群における反応

物質	パニック障害	社交不安障害	健常者群
乳酸 [25]	+++	+	+
生食 [18]	+++	NS	NS
CO_2 [12]	+++	+/++	+
エピネフリン [27]	++	0/++	0
イソプロテレノール [4]	+++	NS	+
ヨヒンビン [7]	+++	NS	0/+
コレシストキニン [33]	+++	++	+
m-CPP [15]	+++	++	+
フェンフルラミン [30]	++	NS	0/+
カフェイン [32]	+++	++	+
Flumazenil [26]	+++/0	+	0

m-CPP = m-chlorophenylpiperazine, NS = not studied
+/++/+++ = 相対的賦活の程度，0 = 賦活なし

C. 扁桃体

　扁桃体は一次感覚領域および高次機能に関与する二次感覚領域などの大脳皮質や海馬を含む皮質下において密な神経ネットワークを形成している。扁桃体は，恐怖の認知と不安の表出の神経回路のなかでも特に重要な役割を果たしている。恐怖体験のうち，刺激の強いものは，感覚器官から直接視床を介し扁桃体に情報が入力され，不快な感覚情報は大脳皮質感覚野を介し前頭前野で認知され，恐怖と不安が増強され，間接的に扁桃体に伝達される。扁桃体の興奮は視床下部や脳幹部を介して交感神経の活動を亢進させ，心拍数や呼吸数の増加，発汗などの身体的反応を誘発し，それらの身体の変化を認識することでさらに不安や恐怖感が増強される。海馬は記憶をつかさどる部位として知られているが，防衛的行動や恐怖感情の表出において扁桃体と一体となって役割を果たすという報告もある。不安障害においても，この扁桃体を中心とした神経回路の機能異常がその病態の中心となっていると考えられている（**図1**）。ここでは，神経画像を中心にSADにおける扁桃体の機能について述べる。

図1　恐怖サーキット

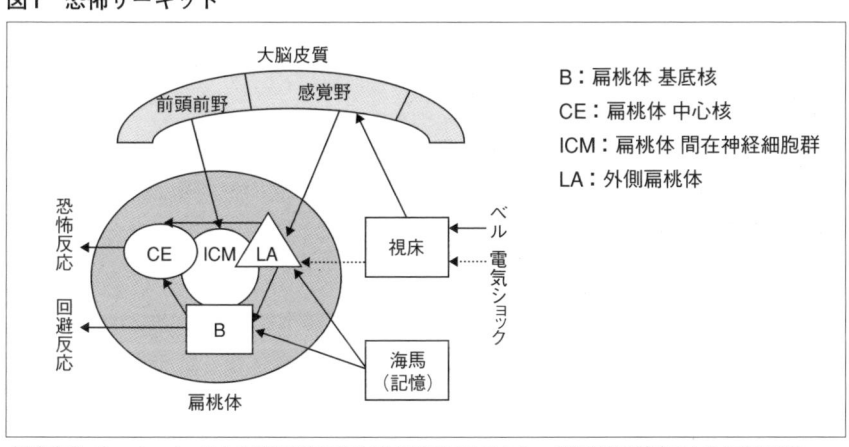

B：扁桃体 基底核
CE：扁桃体 中心核
ICM：扁桃体 間在神経細胞群
LA：外側扁桃体

（貝谷久宣：D-cycloserineにより暴露療法の効果が何故増強するのか？ ―認知行動療法家のための神経科学―．不安障害の認知行動療法（坂野雄二，貝谷久宣，福井　至，不安抑うつ臨床研究会，編）．日本評論社，2010より許諾を得て転載）

1. 画像研究

　多くのPETによる研究で不安誘発時に扁桃体で脳血流が増加するという報告がみられる。SADでは，社会的状況での対人接触場面において，知らない人の前で注目をあびる行為に対して強い恐怖と不安を感じるというものがある。Tillforsら[31]は，18人のSAD患者と6人の健常者に，6～8人の見知らぬ聴衆に対して話すという課題時の脳血流の変化についてPETを用いて調べた。その結果，SAD患者では健常者と比較して，人前で話したときの不安の増強は扁桃体での脳血流の増加を伴った。大脳皮質では，SAD患者において聴衆に話をする際に側頭葉，前頭眼窩部，島皮質で脳血流が減少したが，健常者ではこれらの部位での脳血流は増加した。これらのことからSAD患者においては，不安増強時には扁桃体を中心とした皮質下の活動が亢進することが示唆される。

　SADでは，社会的状況での行為の他に，他者からの評価に対して不安や恐怖を感じることが多い。Steinら[29]は，15人のSAD患者と15人の健常者を対象としたPET研究で，怒り，恐怖，軽蔑などの不快な表情と，楽しそうな表情を提示したときの扁桃体の活動を記録した。その結果，SAD患者では軽蔑した表情と楽しそうな表情，さらに怒りの表情と楽しそうな表情を見たときの比較で，左側の扁桃体および海馬傍回での脳活動が健常者と比較して有意に増加した。しかし，恐怖や中立的な表情と楽しそうな表情の差においては，両群ともに脳活動の変化を示さなかった。これらの結果はSAD患者が，他者の自己に対する評価で軽蔑や怒りといった表情に過敏であり，特に扁桃体周辺の過剰活動が病態に関与していることが考えられる。

　一方で，SAD患者では，恐怖を感じさせない中立的な表情を提示しても，過敏な反応を示すという報告がある。7人のSAD患者と5人の健常者を対象としたfunctional MRIを用いた研究で，不快な刺激臭と中立的で平穏な表情の写真を提示し，その脳血流を調べた研究がある。結果，健常者では，中立的表情の写真で扁桃体の血流に変化を認めず，不快臭で扁桃体の有意な活動亢進を認めた。SAD患者では不快臭と同様に，平穏な表情の写真においても扁桃体の有意な活動亢進を認めた。しかし，SAD患者が自己評価した不安レベルは健常群と差がみられなかった。この結果から，SADにおいて，人の表情に対し

過敏に反応し，表情に対しての恐怖や緊張に関与する扁桃体の興奮閾値が低下していることが示唆される[5]。通常は，このような不快刺激に対する扁桃体の反応は刺激回数を重ねることで慣れが生じ，扁桃体の活動は低下してくる。しかし，中立的な表情の写真と不快刺激を繰り返し提示すると，健常者では扁桃体と海馬領域の活動性は低下したが，SAD患者では増加を示した。以上のことは，SAD患者では，中立的表情といった刺激に対しても扁桃体の反応性が過敏になっており，刺激の繰り返しによって増強されることが示唆される。

MRIを用いて，183人の健常群を対象に不安に関連する性格要因と脳体積を調べた研究では，性別に関わりなくharm avoidanceの高い群で右側の海馬体積が減少しており，特に女性では不安の強い群において左側前頭前野体積の減少を認めた[34]。この結果は，男女共通して右側海馬体積減少が，女性では前頭前野体積の減少が不安と関連していることを示唆している。

横山らはSAD患者19名と年齢性をマッチさせた対照者30名について言語流暢性課題時の脳血流変化を多チャンネル近赤外線光スペクトロメトリーにて検討した[35]。その結果，SAD患者群では対照群に比べ両側下部前頭前野で脳血流量の増加が少なかった。

2. 動物実験

SADの動物モデルはないため，不安・恐怖の症状モデルとして，恐怖条件づけモデル（conditioned fear stress：CFS）というパブロフの古典的条件づけの理論にもとづいた方法で報告がなされてきている。この方法では，実験動物が電気ショックの前に音を聞かせることで，音が危険の予測条件となることを学習することが可能である。音で電気ショックが予測できることを学習した動物は，音を聞いたときに行動が静止（freezing）し，恐怖に対する反応を示す。脳局所破壊実験によって，CFSに機能的に関与している脳部位として，特に扁桃体を中心に，海馬，内側前頭前野，視床背内側核，中核などが示されている。扁桃体を損傷した場合，恐怖に対して学習されるべき反応の獲得とその表出が障害される。また，内側前頭前野背側部の損傷は行動静止を増強させることが報告されており，内側前頭前野背側部が恐怖の抑制に関与していることが示唆されている。扁桃体の過剰な興奮はおもに扁桃体―脳幹―前頭前野と連絡する

ドパミン伝達系によって前頭前野の活動を抑制する。前頭前野は恐怖心を抑制する働きをもつ部位と考えられているため，扁桃体の興奮が続くと恐怖・不安は強まり，前頭前野の機能を低下させ，さらに恐怖・不安が増強するという回路を形成すると考えられる。一方，セロトニン代謝の変化をCFSにより検討した報告では，特に内側前頭前野でセロトニン神経伝達の亢進が認められた[16]。不安・恐怖の増強とともにセロトニン神経伝達の亢進は内側前頭前野にとどまらず，側坐核や扁桃体にも拡大する。一方で，選択的セロトニン再取り込み阻害薬（SSRI）の扁桃体への局所投与によってCFSでの恐怖反応・行動静止を特異的に抑制するという報告もみられる[17]。このことからSSRIは不安・恐怖によって増大した扁桃体の神経活動に対して抑制的に作用することで，抗不安作用を惹起するものと考えられる。

3. 扁桃体損傷研究

扁桃体が破壊されたサルでは新奇の物体をすぐに手でつかむだけでなく，通常嫌悪刺激となりうるゴム製のヘビの模型にも恐怖を示さず，すぐに手でつかむことが報告されている[2]。サル同士の社会行動では，通常は初対面のサルに対して徐々に慣れるに従い行動を起こすが，扁桃体が破壊されたサルでは，すぐに社会行動を示す。ヒトにおいても両側扁桃体を損傷した患者に対して，見知らぬヒトの表情をどう判断するかという課題を与えた研究報告がある[1]。知らない人に対する評価基準として，その人に対する「近づきやすさ」と「信頼性」を評価した。その結果，両側扁桃体に障害のある患者は健常者と比較して，見知らぬ他人に対し，より近づきやすい，より信頼できると判断した。これは，健常者が否定的な印象をもつと判断した表情に対してより顕著であった。これらの結果から，扁桃体が外的な危険全般に対する防御機能を担っており，特に表情を判断基準として社会性と関連した状況を判断する際に重要な役割を果たしていることが示唆される。

D. 遺伝学的研究

1. 家族研究

　SADの第一度親族（親，子，同胞）の発症率は，健常対照群の5％に対し16％と3倍程度高いといった報告がある[10]。ほかに特定の恐怖症，全般性不安障害においても同様の報告がみられる[9]。さらに全般性SADでは，第一度親族発症率は健常群の第一度親族と比較すると10倍高かったとする報告もみられている[28]。これらの報告から，ある特定の個人は遺伝的にSADに罹患しやすいことが考えられる。

2. 双生児研究

　21組のSAD例をもつ双生児を検討した結果，一卵性双生児の一致率は0.88，二卵性双生児で0.38であったとする報告がみられる[6]。Kendlerらは，2,163名の双生児の組からSADのみられた249組を検討し，一卵性双生児一致率が0.24，二卵性双生児一致率は0.15であり，ほかに，特定の恐怖症，広場恐怖においても同様に一卵性双生児のほうが二卵性双生児よりも発症一致率が有意に高かったと報告している[19]。さらに発症に関与する遺伝因の度合いを示す遺伝率については，0.3〜0.4の間であると報告している。

3. SADの関連遺伝子

　SADの発症には多くの環境因とともに多数の遺伝因がかかわっており，それらは発症のリスクを上げる1つの因子，つまり発症脆弱遺伝子が存在すると考えられる。多因子疾患のゲノム研究には連鎖解析と関連解析の2つの手法が主流であるが，SADでは現在のところ関連解析が主に行われている。特に，向精神薬の薬理学的機序に関与する神経伝達物質である，セロトニン系，ドパミン系，ノルアドレナリン系，モノアミン代謝系酵素などに関連する遺伝子を候補として解析が行われている。今のところSADの候補遺伝子に対する関連解析の報告は少ないため，パニック障害や強迫性障害，全般性不安障害などの不安障害に関して報告された遺伝子についてみてみる。

i) セロトニントランスポーター（5-HTT）遺伝子

SSRI がうつ病のみならず，不安障害やパニック障害の治療薬として用いられることから，不安とセロトニントランスポーター（5-HTT）との関連が示唆されている。Lesch らは serotonin transporter gene-linked polymorphic region（5-HTTLPR）の多型（アリルの長さにより L 型と S 型がある）と不安障害との関連を検討し，S 型アリルが不安に関係すると報告した[23]。不安に関連する人格評価指標として harm avoidance があげられることが多いが，Arbelle らは，イスラエル人の 7 ～ 8 歳の児童 98 名について内気の評価 shyness score と 5-HTTLPR 多型との間に関連を認め，L/L 型の児童と S/S 型の児童の shyness score を比較し，L/L 型で有意に高かったと報告している[3]。一方で，Lakatos らは，ハンガリー人の生後 12 ヵ月の乳児 90 名について，不安や DRD4 多型との関連解析を行い，5-HTTLPR 多型が S/S 型であり，かつ DRD4 多型が 7 回の繰り返し配列を持つ場合に，不安や新来者に対する反応が有意に高かったと報告している[22]。

ii) ドパミン受容体遺伝子

Kennedy らは，SAD 患者 33 名との関連解析を行い，ドパミン 2 受容体（DRD2）TaqIA 多型，ドパミン 3 受容体（DRD3）MscI で関連を認めなかったと報告している[20]。ドパミン 4 受容体（DRD4）遺伝子では，Lakatos らは，エクソン 3 に存在する 48bp の反復配列に関して，生後 12 ヵ月の乳児 95 名における母親への愛着行動（attachment behavior）との関連解析を行った結果，7 回の繰り返し配列多型をもつ乳児は，非 7 回の繰り返し配列多型をもつ乳児より，disorganized attachment behavior のリスクが 4 倍高く，さらに -521C/T 多型の T/T 型をもつ場合は，リスクが 10 倍高くなることを報告している[21]。

iii) モノアミン酸化酵素（MAO）遺伝子

セロトニンやノルアドレナリンなどの代謝酵素として働く。モノアミン酸化酵素のプロモーター領域の繰り返し配列の伸長が酵素活性に関係するとの報告がある。Arbelle らは，3 回の繰り返しをもつ多型と 4 回の繰り返しをもつ多型とでは shyness score の関連を認めなかったと報告している[3]。一方で，Eley らはドイツ人 2,085 名で NEO 人格評価尺度（NEO-Personality Inventory : NEO-PI）の neuroticism について，高得点グループの 10 ％から 57 名，低得点グル

ープの10％から62名を選択し，3回の繰り返し配列多型と，3.5回以上の繰り返し配列多型との間で比較し，男性のみに高い酵素活性をもつ3.5回以上の繰り返し配列多型でneuroticismの得点が有意に高かったと報告している[8]。

ⅳ）Catecol-O-methyl-transferase（COMT）遺伝子

モノアミン代謝酵素であるCOMTは，Val158Met多型が存在し，ValからMetに変化している対象でCOMT活性が高くなることが知られている。Arbelleらは，高活性アレル（COMT H）多型と低活性アレル（COMT L）多型とではshyness scoreの関連は認めなかったとしている[3]。一方，Eleyらは，neuroticismについてCOMT H多型とCOMT L多型の間で，男女に分けて解析した結果，男女ともわずかに関連を認めたと報告している[8]。

4. 連鎖研究

Gelernterらが，アメリカ人の社交不安障害のある17家系に対して連鎖研究を行った結果，16番染色体上で最大ロッド値2.22であったと報告している[11]。この部位にはnorepinephrine transporterであるSLC6A2が位置していることから，彼らはSLC6A2を候補遺伝子としてあげている。

まとめ

社交不安障害を含めた不安障害の発症には，多数の遺伝因とともに多くの環境因が関わっている。そのため不安障害では，症状による診断基準の限界からheterogeneityを多く含んだものとなっている。そこで，今回述べたようなPETやSPECT, functional MRIなどの神経画像を中間表現型として捉え，遺伝因との関係を検討する手法が考えられるようになってきている。さらに，PETやSPECTによる中枢神経系のセロトニンやドパミンなどの受容体，トランスポーターの検討やSSRIによる治療後の変化などを測定することが可能となってきている。今後は，服薬による効果や神経画像上の変化といった中間表現型と遺伝子との関連解析を行うことで，病因解明についてのさらなる成果が期待

される。

文　献

1) Adolphs R, et al.: The human amygdale in social judgment. Nature 402 : 294-296, 1999.
2) Amaral DG : The primate amygdale and the neurobiology of social behavior ; implications for understanding social anxiety. Biol Psychiatry 51 : 11-17, 2002.
3) Arbelle S, et al.: Relation of shyness in grade school children to the genotype for the long form of the serotonin transporter promoter region polymorphism. Am J Psychiatry 160 : 671-676, 2003.
4) Balon R, et al.: Somatic and psychological symptoms during isoproterenol-induced panic attacks. Psychiatry Res 32 : 103-112, 1990.
5) Birbaumer N, et al.: fMRI reveals amygdala activation to human faces in social phobics. Neuroreport 9 : 1223-1226, 1998.
6) Carey G, et al.: Twin and family studies of anxiety, phobic and obsessive disorders. In: Anxiety: New Research and Changing Concepts (eds Klein DF, et al.). Raven Press, New York, 1981.
7) Charney DS, et al.: Noradrenergic neuronal dysregulation in panic disorder ; the effects of intravenous yohimbine and clonidine in panic disorder. Acta Psychiatr Scand 86 : 273-282, 1992.
8) Eley TC, et al.: Association analysis of MAOA and COMT with neuroticism assessed by peers. Am J Med Genet 120 : 90-96, 2003.
9) Fyer AJ, et al.: Familial transmission of simple phobias and fears. A preliminary report. Arch Gen Psychiatry 47 : 252-256, 1990.
10) Fyer AJ, et al.: A direct interview family study of social phobia. Arch Gen Psychiatry 50 : 286-293, 1993.
11) Gelernter J, et al.: Genome-wide linkage scan for loci predisposing to social phobia ; evidence for a chromosome 16 risk locus. Am J Psychiatry 161 : 59-66, 2004.
12) Gorman JM, et al.: High-dose carbon dioxide challenge test in anxiety disorder patients. Biol Psychiatry 28 : 743-757, 1990.
13) Hayward C, et al.: Salivary cortisol in socially phobic adolescent girls. Presented at the 19th annual meeting of the Anxiety Disorders Association of America ; March

25-28, San Diego, Calif, 1999.
14) Heimberg RG, et al.: DSM-III-R subtypes of social phobia ; comparison of generalized social phobics and public speaking phobics. J Nerv Ment Dis 178 : 172-179, 1990.
15) Hollander E, et al.: Serotonergic function in social phobia ; comparison to normal control and obsessive-compulsive disorder subjects. Psychiatry Res 79 : 213-217, 1998.
16) Inoue, et al.: Effect of conditioned fear stress on serotonin metabolism in the rat brain. Pharmacol Biochem Behav 44 : 371-374, 1993.
17) Inoue, et al.: Selective serotonin reuptake inhibitor reduces conditioned fear through its effect in the amygdale. Eur J Pharmacol 497 : 311-316, 2004.
18) Jensen CF, et al.: Hypertonic saline infusion induces panic in patients with panic disorder. Biol Psychiatry 30 : 628-630, 1991.
19) Kendler KS, et al.: The genetic epidemiology of phobias in women. The interrelationship of agoraphobia, social phobia, situational phobia, and simple phobia. Arch Gen Psychiatry 49 : 273-281, 1992.
20) Kennedy JL, et al.: Dopamine system genes not linked to social phobia. Psychiatr Genet 11 : 213-217, 2001.
21) Lakatos K, et al.: Further evidence for the role of the dopamine D4 receptor (DRD4) gene in attachment disorganization ; interaction of the exon III 48-bp repeat and the -521 C/T promoter polymorphisms. Mol Psychiatry 7 : 27-31, 2002.
22) Lakatos K, et al.: Association of D4 dopamine receptor gene and serotonin transporter promoter polymorphisms with infants' response to novelty. Mol Psychiatry 8 : 90-97, 2003.
23) Lesch KP, et al.: Association of anxiety-related traits with a polymorphism in the serotonin transporter gene regulatory region. Science 274 : 1527-1531, 1996.
24) Levin A, et al.: Responses of generalized and discrete social phobias during public speaking challenge. J Anxiety Disord 7 : 207-221, 1993.
25) Liebowitz MR, et al.: Specificity of lactate infusions in social phobia versus panic disorders. Am J Psychiatry 142 : 947-950, 1985.
26) Nutt DJ, et al.: Flumazenil provocation of panic attacks ; evidence for altered benzodiazepine receptor sensitivity in panic disorder. Arch Gen Psychiatry 47 : 917-925, 1990.

27) Papp LA, et al.: Epinephrine infusions in patients with social phobia. Am J Psychiatry 145 : 733-736, 1998.
28) Stein MB, et al.: A direct-interview family study of generalized social phobia. Am J Psychiatry 155 : 90-97, 1998.
29) Stein MB, et al.: Increased amygdale activation to angry and contemptuous faces in generalized social phobia. Arch Gen Psychiatry 59 : 1027-1034, 2002.
30) Tancer, et al.: Neuroendocrine responsivity to monoaminergic system probes in generalized social phobia. Anxiety 1 : 216-223, 1994.
31) Tillfors M, et al.: Cerebral blood flow in subjects with social phobia during stressful speaking tasks ; a PET study. Am J Psychiatry 158 : 1220-1226, 2001.
32) Uhde TW, et al.: Phenomenology and neurobiology of social phobia ; comparison with panic disorder. J Clin Psychiatry 52 : 31-40, 1991.
33) van Vliet IM, et al.: Anxiogenic effects of pentagastrin in patients with social phobia and healthy controls. Biol Psychiatry 42 : 76-78, 1997.
34) Yamasue H, et al.: Gender-common and-specific neuroanatomical basis of human anxiety-related personality traits. Cereb Cortex 18 : 46-52, 2008.
35) 横山知加, 貝谷久宣, ほか：社会障害患者の言語流暢性課題時の脳血液量変化—多チャンネルNIRSによる検討. 不安障害研究 1 : 335-336, 2009.

V. 発達心理学

　発達心理学の研究により，社交不安障害になる素質は乳児の時から認めることができるという。刺激に対する反応が過敏な乳児の多くは行動抑制*と定義される状態を小児期には示す。さらに，行動抑制が観察された大部分の子供は青年期になると社交不安障害を発症すると考えられている。

　Kaganら（1987）[1]は，4ヵ月時検診で462名の乳児を高反応群20％と低反応群40％に分け，追跡調査した。高反応群では扁桃体の活動性が高まっているものと推定された。すなわち，7歳検診の時には，高反応群では行動抑制がどの検査項目でも強くみられた。なじみのないものや状況から退散する，研究者に微笑んだり話したりすることが少ない，母親から離れない，仲間と遊び始めるのが遅い，といった行動が見られた。

　3歳以前に行動抑制のある子供とない子供が13歳に検診を受けた。その結果，行動抑制を示した子供は社交不安障害と診断される割合が高いことが報告された。行動抑制のある子供は，唾液中のコーチゾール増加，驚愕反射の増加，心拍数増加，拡張期血圧上昇，瞳孔径増大，声帯緊張度亢進，尿中カテコールアミン増加が認められ，交感神経優位であることで示され，扁桃体の活動性亢進が推定された。

　健常の乳児では，ほとんどすべてが，生後7〜10ヵ月に見知らぬ人に対して恐怖心を抱く。これはこの時期の記憶の発達と扁桃体への入力線維の髄鞘化と関係している。3歳までに大部分の幼児は，顔と言葉による母からの合図で危険性を吟味しながら見知らぬ人に近づく。社会の様子を伺う行動は，他人の視線を観察し追跡する，他人が何に注意を向け何をしようとしているか気づく，そして自分自身の注意と行動を修正していく能力（joint attention）に他ならない。子供が社会的判断や自信を獲得することは，前頭葉とそのほかの大脳皮質

---

* 行動抑制（Behavior Inhibition）：新しいなじみのない人，物，および状況に対して不安・恐怖を抱き，それらとの関係をためらい，引きこもる状態。これは実験室である決められたセットの下で研究者が観察し，決められた基準のもとに定義した状態である。

が関与していると考えられる。もし、扁挑体が過活動になっていると、抑制的なコントロール機構が発達するのに時間がかかる。そして、扁挑体から陰性感情が発生すると、社会的出来事に対して前頭前野内側眼窩皮質によりマイナスの偏見がきざみこまれてしまう。

社会学習はjoint attentionの問題、または学習のシナプス機構により影響される。自閉症児はjoint attentionが障害されており、表情の認知がまずく、fragile Xの子は視線のコンタクトが困難である。これらの障害のある近親者は軽いjoint attentionの障害を持ち、そのために社交不安障害が多いのであろう。Fragile X蛋白欠損動物ではシナプス過程に傷害が生じ、連合能力が障害される。これはシナプスレベルで安全信号を学習することに傷害がおき、前頭前野内側眼窩皮質が扁挑体を抑制できなくなってしまう。そして、成長しても恐怖がいつまでも続くことになる。

幼児期の環境は社交不安障害の発症に大きな影響がある。後方視研究では、社交不安障害の親は過保護で、疫学調査では親が機能を果たさない状態や虐待も大きな要因となる。前方視研究では、不安障害のある親は暖かさにかけ、子供を支配的または批判的に扱い、物事に取り掛かるときに励ましが少ない。また別の研究では不安障害のある親は、行動抑制のない子よりもある子により批判的となる。

小児期に言葉の意味や物事の理屈を数多く学習する。その頃には、自己像、社会的な感覚、社会的行動も同時に形成される。5歳までに社会に対する態度や善悪の判断がつくようになる。この時期にはじめて自我意識や社会的な恥がわかるようになる。このような幼児期の発達が行動抑制のある子供では扁挑体の過活動により妨げられる。過剰で非適切な陰性感情が、他人が自分のことを不快に感じているとか、他人からいじめられると考えさせる。そして、自己像の発達に悪い影響を与えてしまう。批判を避けようとしたり無理に褒められようと努力し過ぎると完全主義となってしまう。扁挑体から腹側線条体への投射は、回避行動を生じさせ、その結果不安が軽減し回避行動が強化され、習慣となる。不快な出来事は海馬に蓄えられ、長期記憶となっていく。7歳に行動抑制のあった子供には、後年、社交不安障害が認められる。早期介入が重要なゆえんである。

文 献

1) Kagan J, Reznick JS, Snidman N : The physiology and psychology of behavioral inhibition in children. Child Dev 58 : 1459-1473, 1987.

VI. 疫学

A. 有病率

　SADの生涯有病率は0.5〜16％である[7]。その幅の広さにはいろいろな要因が絡んでいる。DSM-IVの診断基準は，"強い不安または苦痛を耐え忍んでいる"ことが条件であるが，DSM-III-Rは，"重大な苦痛を引き起こす"となっていた。前者の条件のほうが厳しいので，最近の調査結果の有病率は低くなっている。DSM-III-Rを使用したKesslerら（1994）のNational Comorbidity Survey-Replication研究では12ヵ月有病率7.9％，生涯有病率13.3％であったが，同じく米国の最近の研究The National Epidemiologic Survey on Alcohol and Related Conditions（NESARC）によれば，12ヵ月有病率は2.8％，生涯有病率は5.0％でいずれも男性よりも女性のほうが高かった[8]。**表1**に主な疫学研究の結果を示す。**表2**に最近の大がかりな疫学調査における社交不安障害のcomorbidityの割合を示す。

　NESARC研究で，興味深いことは，人種別にみると，ヒスパニック系，アジア系，黒人が低く，アメリカ原住民で非常に高く，白人はその中間に位置していた。また，SADは人口の少ない地方より都会のほうが少なかった。治療を受けていない割合は80％で，治療までの平均期間は12年であった。治療を受けない割合が他の精神障害と比べ圧倒的に高いのはSADの本来の症状によるものであろう。恐れる状況が3つ以上の全般性が93.1％であった。SADの約90％は何らかの他の精神障害を併発していた。何らかの気分障害の併発率は56.3％，何らかの不安障害の併発率は54.1％であった。これら各々のオッズ比は，それぞれ5.5と7.4で，SADには不安障害のほうが併発しやすいことが明らかになった。併発パーソナリティー障害は，回避性，依存性，統合失調症質性，妄想性の順に多かった。SADだけという精神障害はほとんどないと

表1 主要な疫学研究の結果

報告者	対象地域	対象数	測定手段*	診断基準	結果
Schneierら (1994)	米国	18571	DIS (ECA研究)	DSM-III	生涯有病率2.7%／男性2.0%, 女性3.1%
Kesslerら (1994)	米国	8098 (15〜54歳)	CIDI (NCS研究)	DSM-III-R	生涯有病率13.3% 12ヵ月有病率7.9%
Mageeら (1996)	米国	8098 (15〜54歳)	CIDI	DSM-III-R	生涯有病率13.3% 期間有病率（1年間）4.5%
Wittchenら (1999)	ドイツ	3021 (14〜24歳)	CIDI	DSM-IV	生涯有病率／男性4.9%, 女性9.5% 1/3は全般性SAD
Faravelliら (2000)	イタリア (Florence郊外)	2355	MINI／FPI	DSM-IV	生涯有病率3.27%／平均発症年齢15.5歳 社交不安6.5%, 回避性人格障害の割合37.9%
Merikangasら (2002)	スイス (Zurich)	591 (18〜19歳)			生涯有病率6%, 前臨床レベル12% 症状を持つもの24%
Pelissoloら (2002)	フランス	1955	MINI	DSM-IV	SADの有病率19.2%（開業医の初診患者）
Rabe-Jablonskaら (2003)	ポーランド (Lods)	1929	CIDI	DSM-IV	有病率7%, 15%は物質依存, 5%は自殺企図 25%が専門的な受療
Grantら (2005)	米国	43,039	DIS	DSM-IV	生涯有病率5.0%／男性4.2%, 女性5.7% 12ヵ月有病率2.8%／男性2.1%, 女性3.3%

* DIS : Diagnostic Interview Scale, CIDI : Composite International Diagnostic Interview, MINI : Mini-International Neuropsychiatric Interview,
FPI : Florence Psychiatric Interview.

表2 社交不安障害と一般人口におけるComorbidity（生涯有病率）
(NESARC研究, N＝43.093)

	SAD 有	SAD 無
何らかの気分障害	56.3±1.46	17.6±0.34
大うつ病性障害	34.1±1.31	12.1±0.28
気分変調性障害	11.5±0.86	2.8±0.11
双極性I型障害	15.8±1.14	2.7±0.11
双極性II型障害	3.7±0.51	1.0±0.06
何らかの不安障害	54.1±1.41	12.8±0.35
パニック障害	22.0±1.09	4.2±0.13
特定の恐怖症	38.1±1.30	7.9±0.27
全般性不安障害	23.3±1.22	3.1±0.14
何らかの人格障害	55.4±1.35	12.7±0.31
何らかのアルコール使用障害	48.2±1.41	29.3±0.76

(Grant et al.: J Clin Psychiatry 66:1351, 2005 より引用)

言ってよい。

　Schneierら(1992)はEpidemiologic Catchment Area研究の資料をもとに，SADを持つ人々の社会的特性を示した[18]。SADを持つ成人361人（全体の2.7％，男性2％，女性3.1％）は，持たない群と比べ，収入が少なく，教育程度が低く，独身，別居，離婚状態が多かった。

B. 発症年齢と性差

　SADの平均発症年齢は，12.8歳[3]，15.1歳[8]，15.5歳[18]，16歳[13]，16.3歳[2]，17歳(Reich 1986[17])と報告されている。SADの発症年齢は他の精神障害と比べると非常に若い。25歳以後の発症は稀である[18,8]。また，カナダにおけるスピーチ恐怖の研究では13歳までに50％が，17歳までに75％が，19歳までに90％が発症している[21]。発症年齢が後年（11歳以後）であることは予後良好

の兆候である（Davidson 1993[4]）。SADの罹病期間は長く，平均16.3年[8]，または20年に及ぶとも報告されている[14]。図1は著者らのクリニックにおける発症年齢を調べた結果である。大部分の研究は男性より女性の有病率のほうが高いとしているが，それに反し，Bourdonら（1988）はほかの恐怖症と違ってSADでは女性の有病率（2.3％）より男性の有病率（3.2％）のほうが高いと報告している[1]。

C．種々な状況の有病率

　SAD患者のプライマリーケアにおける有病率は2.9％[15]，4.9％[24]，7.0％[22]との報告がある。プライマリーケアで診られる患者の特徴は一般社会におけるそれとよく類似している。女性が多く，発症は他の不安障害より若く，学歴は低い[22,24]。全般性SADの社会機能の低下は著明であり，このような患者は医療機関を頻回に使用することが明らかにされた[22]。
　パーキンソン病ではしばしばSADに遭遇することが経験的に知られている

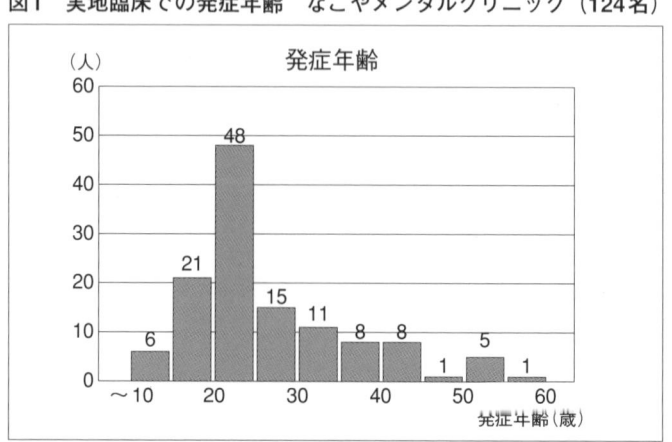

図1　実地臨床での発症年齢　なごやメンタルクリニック（124名）

が，408名の患者を検討した調査では 11.5％であった[5]。不安障害患者 35,815名の 12 年間の追跡調査でパーキンソン病が 189名見つかった。年齢，喫煙，カフェイン摂取の因子を調節しても不安障害者はそうでない人に比べてパーキンソン病の発症は 1.5 倍高いことが分かった[26]。

本態性振戦患者 94名の SAD の割合は 21.6％で，対照 85名における 15.5％よりも有意に高かった[19]。SAD を持つ本態性振戦患者 19名のうち 8名は本態性振戦を発症してから SAD が発症した二次性 SAD であった。

D. スピーチ恐怖の有病率とその独立性

スピーチ恐怖は SAD の中では最も多く見られる病態である[10,23]。SAD の 89.4％がスピーチ恐怖を持つ[7]。電話インタビュー調査の結果によれば，スピーチ恐怖の有病率は，20.6％[16] および 31％（Stein ら 1994[20]）であった。Kessler ら（1998）による NCS 研究でスピーチ恐怖は 17.8％であり，その中の 35.8％が SAD と診断され，スピーチ恐怖の病理性は低いことが示された[12]。Heimberg ら（1990）は 35名の全般性 SAD と 22名のスピーチ恐怖のみの患者を比較検討した[9]。その結果，スピーチ恐怖患者に比べ，全般性 SAD 患者は，より若く，教育水準・就労率が低く，より重症で，不安・抑うつが強く，認知機能は貧困であった。このようなことからスピーチ恐怖はその他の SAD とは異なった病態であることを示唆した。しかし，Stein ら（1996）の Canada, Manitoba における電話インタビュー調査では，スピーチ恐怖の 95％の人がスピーチ恐怖以外の恐怖状況を持つことが明らかになった[21]。また，Weinshenker ら（1996～1997）は，スピーチ恐怖は非全般性 SAD の中では恐怖が最も強いことを示している[25]。彼らはまた非全般性と全般性 SAD は連続体であってまったく異なった SAD であることはないと考えている。このようなことから彼らは，スピーチ恐怖は決して Heimberg ら（1990）が述べたように SAD の中では苦痛の少ない特殊な病態であるとは考えていない。

文 献

1) Bourdon KH, Boyd JH, Rae DS, et al. : Gender differences in phobias ; results of the ECA community survey. J Affect Dis 2 : 227-242, 1988.
2) Burns LE : The epidemiology of fears and phobias in general practice. J Int Med Res 8 (Suppl. 3) : 1-7, 1980.
3) Chartier MJ, Hazen AL, Stein MB : Lifetime patterns of social phobia; a retrospective study of the course of social phobia in a nonclinical population. Depress Anxiety 7 : 113-121, 1998.
4) Davidson JR, Hughes DL, George LK, et al. : The epidemiology of social phobia ; findings from the Duke Epidemiological Catchment Area Study. Psychol Med 23 : 709-718, 1993.
5) de Rijk C, Bijl RV : Prevalence of mental disorders in persons with Parkinson's disease. Ned Tijdschr Geneeskd 142 : 27-31, 1998.
6) Faravelli C, Zucchi T, Viviani B, et al. : Epidemiology of social phobia ; a clinical approach. Eur Psychiatry 15 : 17-24, 2000.
7) Furmark T : Social phobia ; overview of community surveys. Acta Psychiatr Scand 105 : 84-93, 2002.
8) Grant BF, Hasin DS, Blanco C, et al. : The epidemiology of social anxiety disorder in the United States ; results from the National Epidemiologic Survey on Alcohol and Related Conditions. J Clin Psychiatry 66 : 1351-1361, 2005.
9) Heimberg RG, Hope DA, Dodge CS, et al. : DSM-Ⅲ-R subtypes of social phobia. Comparison of generalized social phobics and public speaking phobics. J Nerv Ment Dis 178 : 172-179, 1990.
10) Holt CS, Heimberg RG, Hope DAD, et al. : Situational domains of social phobia. Journal of Anxiety Disorders Volume 6, Issue 1 : 63-77, 1992.
11) Kessler RC, McGonagle KA, Zhao S, et al. : Lifetime and 12-month prevalence of DSM-Ⅲ-R psychiatric disorders in the United States ; results from the National Comorbidity Survey. Arch Gen Psychiatry 51 : 8-19, 1994.
12) Kessler RC, Stein MB, Berglund P : Social phobia subtypes in the National Comorbidity Survey. Am J Psychiatry 155 : 613-619, 1998.
13) Magee WJ, Eaton WW, Wittchen HU, et al. : Agoraphobia, simple phobia, and

social phobia in the National Comorbidity Survey. Arch Gen Psychiatry 53 : 159-168, 1996.
14) Mountier CY, Stein MB : The history, epidermology, and differential diagnosis of social anxiety disorder. J Clin Psychiatry 60 (Suppl. 9) : 4-8, 1999.
15) Olfson M, Fireman B, Weissman MM, et al. : Mental disorders and disability among patients in a primary care group practice. Am J Psychiatry 154 : 1734-1740.
16) Pollard CA, Henderson JG : Four types of social phobia in a community sample. J Nerv Ment Dis 176 : 440-445, 1988.
17) Reich J : The epidemiology of anxiety. J Nerv Ment Dis 174 : 129-136, 1986.
18) Schneier FR, Johnson J, Hornig CD, et al. : Social phobia. Comorbidity and morbidity in an epidemiologic sample. Arch Gen Psychiatry 49 : 282-288, 1992.
19) Schneier FR, Barnes LF, Albert SM, et al. : Characteristics of social phobia among persons with essential tremor. J Clin Psychiatry 62 : 367-372, 2001.
20) Stein MB, Walker JR, Forde DR : Setting diagnostic thresholds for social phobia ; considerations from a community survey of social anxiety. Am J Psychiatry 151 : 408-412, 1994.
21) Stein MB, Walker JR, Forde DR : Public-speaking fears in a community sample. Prevalence, impact on functioning, and diagnostic classification. Arch Gen Psychiatry 53 : 169-174, 1996.
22) Stein MB, McQuaid JR, Laffaye C, et al. : Social phobia in the primary care medical setting. J Fam Pract 48 : 514-519, 1999.
23) Turner SM, Beidel DC, Townsley RM : Social phobia ; a comparison of specific and generalized subtypes and avoidant personality disorder. J Abnorm Psychol 101 : 326-331, 1992.
24) Weiller E, Bisserbe JC, Boyer P, et al. : Social phobia in general health care; an unrecognised undertreated disabling disorder. Br J Psychiatry 168 : 169-174, 1996.
25) Weinshenker NJ, Goldenberg I, Rogers MP, et al. : Profile of a large sample of patients with social phobia ; comparison between generalized and specific social phobia. Depress Anxiety 4 : 209-216, 1996-1997.
26) Weisskopf MG, Chen H, Schwarzschild MA, et al. : Prospective study of phobic anxiety and risk of Parkinson's disease. Mov Disord 18 : 646-651, 2003.

文　献（表）

i) Faravelli C, Zucchi T, Viviani B, et al. : Epidemiology of social phobia ; a clinical approach. Eur Psychiatry 15 : 17-24, 2000.

ii) Merikangas KR, Avenevoli S, Acharyya S, et al. : The spectrum of social phobia in the Zurich cohort study of young adults. Biol Psychiatry 51 : 81-91, 2002.

iii) Pelissolo A, Andre C, Chignon JM, et al. : Anxiety disorders in private practice psychiatric out-patients; prevalence, comorbidity and burden (DELTA study). Encephale 28 (6 Pt 1) : 510-519, 2002.

iv) Rabe-Jablonska J, Dietrich-Muszalska A, Gmitrowicz A : The prevalence od social phobia in representative group of adolescents from Lodz. Psychiatr Pol 37 : 87-95, 2003.

v) Wittchen HU, Stein MB, Kessler RC : Social fears and social phobia in a community sample of adolescents and young adults; prevalence, risk factors and co-morbidity. Psychol Med 29 : 309-323, 1999.

VII. 薬物療法

　米国精神医学会（APA）による精神障害の分類と診断の手引き第3版（DSM-Ⅲ）においてはじめて「社会恐怖」の診断基準が登場して以降，欧米では急速にこの疾患に対する研究が進み，種々の薬物の有効性が数多く示唆されるようになった。
　それ以前は，社交不安障害は性格や人格上の問題として捉えられていた。実際，回避性人格障害は社交不安障害に合併することが多く，回避性人格障害は社交不安障害のスペクトラムの表現型であるという仮説もあり[38]，その異同がいまなお議論されているところである。
　患者の多くは「気が弱いから」とか「極度の恥ずかしがり屋，あがり症のせいだ」と考えて受診しなかったと訴えることが多い。また，そのため家族や友人にすら相談できず，独りで悩んでいることも多い。そして，その家族や友人からも同様に，患者の恐怖心や社会場面を回避する行動に対して，「情けないやつと思っていた」という感想を聞かされることもしばしばある。ひどい例に至っては，疾患に知識のない医師から，「そんなのは気の持ちようであり病気とは言えない」と言われた患者もいた。彼は，意を決して転院してきた初診時に，筆者から『社交不安障害』について説明を受けた後で，「ずっと独りで悩んでいました。家族にも医者にも病気とは思ってもらえず，人間不信そして医療不信に陥っていました。お薬で治すことができる『病気』だったんですね。」と語った。
　もちろんすべての社交不安障害患者が薬物治療が必要不可欠というわけではない。非薬物療法も社交不安障害に有効である。いくつかのデータは薬物療法が治療初期から効果を示し短期的にはより有効である一方，認知行動療法の効果はより長期に及ぶことを示唆している。
　ここでは，社交不安障害の薬物療法について，本邦未承認の薬剤であるモノアミン酸化酵素阻害薬（Monoamine Oxydase Inhibitor：MAO-I）と可逆性モ

ノアミン酸化酵素A阻害薬（Reversible Inhibitors of Monoamine Oxydase A：RIMA），三環系抗うつ薬（Tricyclic Anti-depressants：TCA），選択的セロトニン再取り込み阻害薬（Selective Serotonin Reuptake Inhibitor：SSRI），選択的セロトニン-ノルアドレナリン再取り込み阻害薬（Serotonin Noradrenaline Reuptake Inhibitor：SNRI），ベンゾジアゼピン系抗不安薬，β-アドレナリン受容体拮抗薬のそれぞれについて，二重盲検プラセボ対照比較試験の成績を中心にその治療効果について，文献を総覧しながら概説する。

Versiani[49]によると，19報告の二重盲検プラセボ対照比較試験を検討したところ，その効果は，MAO-I＞SSRI＝RIMAであろうと報告している。

A. モノアミン酸化酵素阻害薬（MAO-I）

「うつ病は脳内モノアミン（ドパミンやセロトニン，ノルアドレナリンなど）の欠乏により生じる」というモノアミン仮説がある。

この仮説の根拠となった薬剤に，Reserpine（降圧薬）とIproniazid（抗結核薬）がある。Reserpineを服薬する患者の約30％近くがうつ状態を呈するという。これはReserpineが前シナプスのモノアミンを枯渇させることでうつ状態に至ると考えられた。また，Iproniazidによる結核患者の治療中，約20％近くに副作用として不眠や異常興奮が起こることから，Iproniazidを抑うつ性精神病の治療に用いたところ奏効した。そして同時に，Iproniazidが脳内のセロトニンやノルアドレナリンといったモノアミンの代謝に関与するモノアミン酸化酵素（Monoamine Oxydase：MAO）の活性を阻害することも分かった。これらのことから，「うつ病のモノアミン仮説」が提唱されるようになった。

現在ではモノアミン仮説はさまざまな反証により，単純に受け入れられることはなく受容体の感受性などが重要視されてきているが，抗うつ薬の作用機序を考える上で今でも重要な仮説である。実際に，モノアミン酸化酵素阻害薬は現在でも欧米では抗うつ薬として臨床使用されている。わが国においては，肝障害作用が強く併用薬や食事（チーズなどのチラミン含有食品やアルコールと

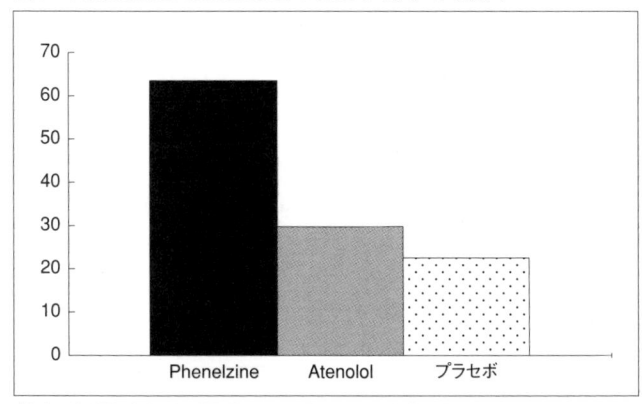

図1 PhenelzineとAtenololのSADに対する有効率

(Liebowitz MR, Schneier FR, Campeas R, et al.: Arch Gen Psychiatry 49 : 290-300, 1992[22]) をもとに作成)

一緒に服用すると高血圧を惹き起こしたり（いわゆるチーズ効果），カフェインの摂取により過度の不安や振戦，頻脈が見られる）にも注意が必要など，副作用の危険から1997年に販売中止になった。

MAOにはAとBがある。MAO-Aは主にセロトニンと，ノルアドレナリン，チラミンなどのカテコールアミンを分解（酸化的に脱アミノ）する酵素であり，MAO-Bは主にドパミンを分解する酵素である。非選択性MAO阻害薬であるsafrazine hydrochloride（サフラ®，わが国では発売中止）ではMAO-A阻害に基づく相互作用に注意が必要であるとして添付文書に記載されている。一方，パーキンソン病治療薬として最近発売されたselegiline hydrochloride（エフピー®錠）は選択的にMAO-Bを阻害する薬剤であるが，用量増加とともに選択性は低下する。また，臨床試験において，抗うつ効果があまり認められなかったことから，うつ病に対する適応はない。

社交不安障害に対して，モノアミン酸化酵素阻害薬の一つであるPhenelzineは有意に効果があることが複数の研究により示されており，前述のようにその効果はSSRIやベンゾジアゼピン系抗不安薬に勝るといわれている。しかし，残念ながら，前述したようなその副作用，とくに高血圧性クライシスのために，わが国では承認されていない。そこで，MAO-Iの有効性を残して副作用を軽

減する目的で，RIMAであるMoclobemideが開発された。この薬剤はMAOに対して可逆的に結合するため，チラミンを含む食品を安全に摂取できるようになるための期間を短縮できたり，性欲減退などの副作用が少ないとされるが，これもわが国では未承認である。しかし，MoclobemideはPhenelzineと比較して，忍容性には優れるものの，有効性は多少劣ると考えられている[33]。

Phenelzineに関しては，以下の2つの報告がその有効性を示唆している。

Liebowitzら[22]は，85人の社交不安障害患者をPhenelzine，Atenolol（β-アドレナリン受容体拮抗薬），プラセボのいずれかに8週間無作為に割り当てた。その結果，反応率はPhenelzine 64%，Atenolol 30%，プラセボ23%であった（図1）。

また，Heimbergら[12]は，133人の患者を対象に12週間にわたり，Phenelzine，プラセボ，教育的サポートグループ，認知行動療法（Cognitive Behavioral Therapy：CBT）の利用効果を比較した。その結果，PhenelzineとCBTは他群より効果が勝っており，さらにPhenelzineはいくつかの項目でCBTより優れていた。

B. 三環系抗うつ薬（TCA）

三環系抗うつ薬の作用機序は，セロトニン神経とノルアドレナリン神経の前シナプスにあるトランスポーター（再取り込みポンプ）に結合し，セロトニンとノルアドレナリンの再取り込みを阻害する。Imipramineが最初の抗うつ薬であり，もともとこれは抗精神病薬として開発されたが，抗精神病作用ではなく抗うつ作用を見出されて臨床に登場してきたという経緯がある。

抗うつ作用だけでなく，Imipramineによるパニック発作抑制作用から，ImipramineやClomipramineといったTCAがパニック障害に有効であることが見出された[19,26]。しかし，残念なことに，TCAは社交不安障害に対しては有効性を示さないとする報告が多いが，その理由は不明である。後述する選択的セロトニン再取り込み阻害薬（SSRI）のみならず選択的ノルアドレナリン―

セロトニン再取り込み阻害薬（SNRI）においても有効性が示唆されていることから，TCA が有効でない理由を説明するのは至難である。

Zitrin ら[52]や Simpson ら[37]は，社交不安障害の患者に対して Imipramine がほとんど改善効果を示さなかったことを報告している。

Beaumont[6]は，社交恐怖と広場恐怖の患者に Clomipramine による治療を行ったが，軽度の改善にとどまったと報告している。

C．選択的セロトニン再取り込み阻害薬（SSRI）

SSRI は，セロトニントランスポーターに選択的に結合する。三環系抗うつ薬とは異なり，後シナプスの種々の受容体への結合親和性が低いため，例えば抗アセチルコリン作用による口渇や便秘などの副作用が出現しにくい。しかしセロトニン性の有害作用として，悪心や嘔吐といった上部消化管系の副作用やインポテンスや射精遅延などの性機能障害がよく見られる。また急な中断により，めまいや浮動感といった平衡感覚の障害を伴う中止後症状を生じることもある。

適応疾患はうつ病をはじめとして，種々の不安障害（強迫性障害，パニック障害，社交不安障害，全般性不安障害，外傷後ストレス障害）にも奏効することが分かってきた。

現在，社交不安障害の薬物療法の第一選択薬は，その効果と副作用の少なさから SSRI であるといえる[7]。

以下に詳述するように，SSRI はいずれも社交不安障害に対して明らかな効果を持つことが示されている。

わが国で現在使用できる SSRI は Fluvoxamine，Paroxetine，Sertraline であり，Fluvoxamine はうつ病および強迫性障害，社交不安障害に適応となっている。Paroxetine は米国ではほとんどの不安障害に適応となっており，社交不安障害もその適応症に含まれている。そしてわが国でもようやく 2009 年の秋に社交不安障害に対する適応が承認されている。

その他，Escitalopram（現在治験中）もその有効性が確かめられている SSRI である[17]。

1. Paroxetine（図2）

SSRI のなかでも最もその効果が検討されているのが Paroxetine である。

Stein ら[39] による 187 例，11 週間の二重盲検プラセボ対照比較試験では，Paroxetine（20～50mg）の反応率は 55％，プラセボは 24％であった。Paroxetine を投与された患者群（n=94）はプラセボ群（n=93）に比べ，LSAS，Sheehan Disability Inventory の社会生活サブスケール，職業サブスケールにおいて，ベースラインからの平均改善度が大きかった。

Baldwin ら[4] による 290 例，12 週間の二重盲検プラセボ対照比較試験では，Paroxetine（20～50mg）の反応率は 66％，プラセボは 32％であった。

スウェーデンの Allgulander ら[2] による，92 人，3 ヵ月間の無作為対照試験では，Paroxetine（20～50mg）の反応率は 70％，プラセボは 8％であった。

Lepola ら[21] による 370 例（うち Paroxetine186 人，プラセボ 184 人），12 週間の二重盲検比較試験では，Paroxetine（12.5～37.5mg）の反応率は 57％，プラセボは 30％であったと報告している。

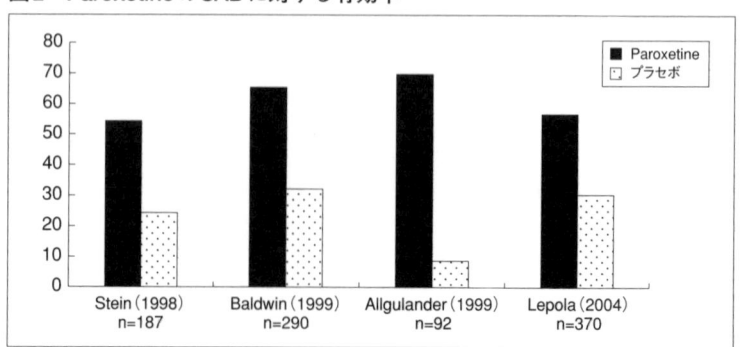

図2 Paroxetine の SAD に対する有効率

(Stein MB, Liebowitz MR, Lydiard RB, et al.: JAMA 26, 280 : 708-713, 1998 [39], Baldwin D, Bobes J, Stein DJ, et al.: Br J Psychiatry, 175 : 120-126, 1999 [4], Allegulander C : Acta Psychiatr Scand, 100 : 193-198, 1999 [2], Lepola U, Bergtholdt B, St Lambert J, et al.: J Clin Psychiatry, 65 : 222-229, 2004 [21] をもとに作成)

Stein ら[41]による，12週間のParoxetine投与により改善を示した257例（Paroxetine 136例，プラセボ121例）における24週間後の再発率を調査した二重盲検プラセボ対照比較試験では，プラセボ群の再発率39％に対してParoxetine群14％であったとしている。

2. Fluvoxamine（図3）

わが国で最初に社交不安障害に適応が認められたSSRIである。

van Vlietら[48]は，社交不安障害の患者30人に12週間のプラセボ対照試験を行った。Fluvoxamineは50mg/日から開始され，忍容性をみながら150mgまで増量された。試験終了時，Fluvoxamineはプラセボと比較して，すべての評価尺度において有意に改善を示した。LSASの減少率50％が基準として用いられ，Fluvoxamineの反応率は47％，プラセボは7％であった。

Steinら[40]による多施設間における92例，12週間の二重盲検プラセボ対照比較試験においても，Fluvoxamine（50〜300mg，平均投与量は202mg/日）は，

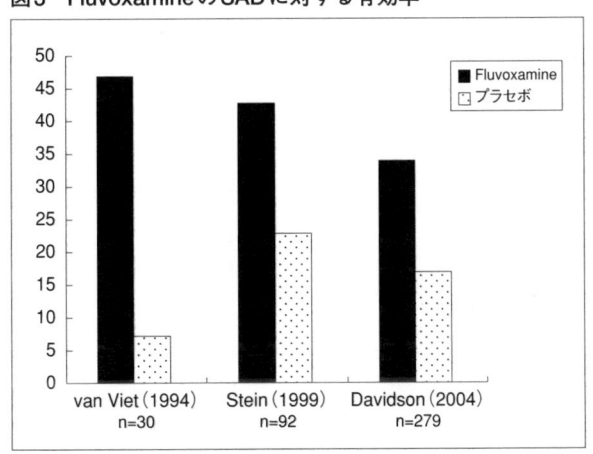

図3　FluvoxamineのSADに対する有効率

(van Vliet IM, den Boer JA, Westenberg HG, et al.: Psychopharmacology (Berl), 115 : 128-134, 1994[48], Stein MB, Fyer AJ, Davidson JR, et al.: Am J Psychiatry, 156 : 756-760, 1999[40], Davidson J, Yaryura-Tobias J, DuPont R, et al.: J Clin Psychopharmacol, 24 : 118-125, 2004[9] をもとに作成)

反応率43％であり，プラセボの23％より優れていたと報告している。

Davidsonら[9)]による多施設間における279例（うちFluvoxamine CR（controlled release）139人，プラセボ140人），12週間の二重盲検プラセボ対照比較試験では，CGIスコア（Clinical Global Impressions-Global Improvement scale）を指標とした治療反応率は，Fluvoxamine（100〜300mg，平均投与量は174mg/日）が反応率34％，プラセボは17％であった。

3. Sertraline（図4）

Katzelnickら[17)]は12人の外来患者に対して10週間の二重盲検プラセボ対照クロスオーバー試験を行った。Sertralineは50mgから開始され，治療への反応が見られなければ忍容性に問題ない限り2週間ごとに増量された（50〜200mg，平均投与量は133.5mg/日）。漸減期，中止期の2週間をはさんで，患者はさらに10週間，他方の薬剤にクロスオーバーされた。投与前後でLSAS合計スコアの変化はSertralineで22.2と統計上有意に改善したが，プラセボは5.5で有意差は認められなかった。

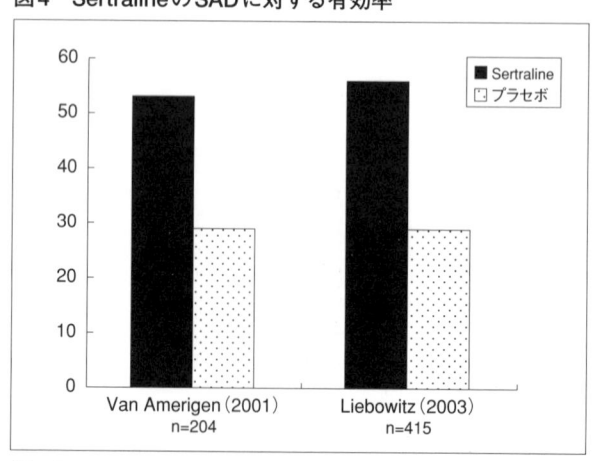

図4 SertralineのSADに対する有効率

（Van Ameringen MA, Lane RM, Walker JR, et al.: Am J Psychiatry, 158：275-281, 2001 [47)], Liebowitz MR, DeMartinis NA, Weihs K, et al.: J Clin Psychiatry, 64；785-792, 2003 [23)]をもとに作成）

Van Amerigenら[47]によるカナダ国内の10施設における大規模な二重盲検プラセボ対照比較試験では，204人の患者を20週間にわたり，無作為にSertralineとプラセボに割り当てた。Sertraline（50〜200mg）の反応率は53％，プラセボは29％であった。

Liebowitzら[23]は，415人の患者（うちSertraline 211人，プラセボ204人）に，12週間にわたる二重盲検プラセボ対照比較試験を行った。その結果，Sertraline（50〜200mg）の反応率は56％，プラセボは29％であったと報告している。

わが国では今のところ社交不安障害を対象とした治験は予定されていない。

4. Escitalopram

Escitalopramは従来より使用されているSSRIの一つであるCitalopramのS-異性体であり，セロトニントランスポーターに対してSSRIの中で最も選択性が高いといわれている[31]。

Laderら[20]による，esciralopramをParoxetine，プラセボと比較した12週間および24週間にわたる二重盲検比較試験が行われた。使用した用量と症例数は，Escitalopramは5mg（n=167），10mg（n=167），20mg（n=170），Paroxetineは20mg（n=170），プラセボは（n=166）であった。12週間後の結果ではEscitalopramのすべての用量において，プラセボ比して有意にLSASスコアの改善が認められた。さらに24週間後においては，Escitalopramの20mgはParoxetineの20mgよりも統計上有意な改善を認めたと報告している。

Kasperら[16]によるLSASを用いた12週間の二重盲検プラセボ対照比較試験では，Escitalopram（10〜20mg, n=181）の反応率は54％，プラセボ（n=177）は39％であった。

Lucianoら[14]によるCGIを用いた12週間のEscitalopramの治療反応率は，Open-Label試験であるが，65％であったと報告している。

Montgomeryら[27]による，12週間のEscitalopram投与により改善を示した371例（Esciralopram190例，プラセボ181例）における24週間後の再発率を調査した二重盲検プラセボ対照比較試験では，プラセボ群の再発率50％に対してEsciralopram群22％であったとしている。

D. 選択的ノルアドレナリン —セロトニン再取り込み阻害薬（SNRI）

　SNRIは，セロトニンとノルアドレナリン両方のトランスポーターに選択的に結合する。これも後シナプスの種々の受容体への結合親和性が低いため，副作用が出現しにくい。しかし，SSRIと同じく上部消化管系の副作用や，ノルアドレナリンによると考えられる頭痛や動悸が出現することがある。
　SNRIに関しては，1995年にKelsey[18]によるVenlafaxineを用いた9例の社交恐怖患者（そのうち8例はSSRIでドロップアウトしたか治療効果が見られなかった症例）へのopen-label trialにおいてその治療効果が予見されたことに始まり，その後Venlafaxineによる複数の二重盲検プラセボ対照試験が行われ，その治療効果の検討がなされている。
　しかし，わが国で使用できる唯一のSNRIであるMilnacipranに関しては，残念ながら社交不安障害に対しては症例報告のみであり，明確なエビデンスとしての治療効果の検討はなされていない。

【Venlafaxine（図5）】

　欧米では，Venlafaxineがはじめて社交不安障害に対する治療薬として承認された。Venlafaxineは中等量まではセロトニンの再取り込み阻害作用が強いとされる。
　Steinら[42]は，全般型の社交不安障害に対して，低用量（75 mg/日）と高用量（150～225 mg/日）のVenlafaxineを6ヵ月間プラセボと比較したところ，用量には有意差はなく，治療反応率がVenlafaxine 58％とプラセボ33％であったと報告している。
　Allgulanderら[3]は，VenlafaxineとParoxetineとプラセボの3群を12週間で比較し，VenlafaxineとParoxetineには有意差はなく，治療反応率がVenlafaxine 69％とParoxetine 66％とプラセボ36％であったと報告している。
　Liebowitzら[24]は，米国内の26施設における多施設間において，Venlafaxine extended release（ER）を用いてParoxetineとプラセボとの無作為割り付け試

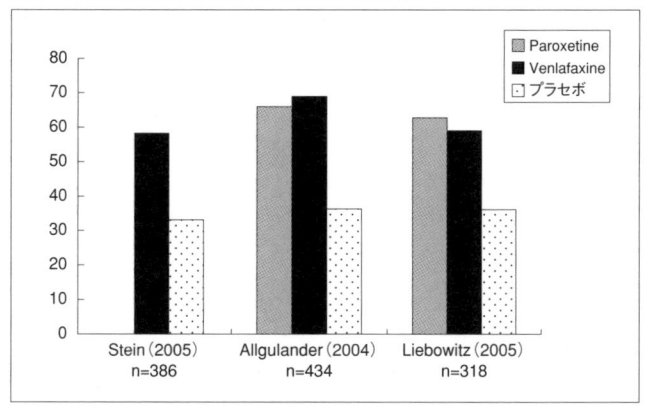

図5 VenlafaxineのSADに対する有効率

(Stein MB, Pollack MH, Bystritsky A, et al.: Psychopharmacology (Berl), 177 : 280-288, 2005 [42]), Allgulander C, Mangano R, Zhang J, et al.: Hum Psychopharmacol, 19 : 387-396, 2004 [3], Liebowitz MR, Gelenberg AJ, Munjack D : Arch Gen Psychiatry, 62 : 190-198, 2005 [24] をもとに作成)

験を行った。12週間後における反応率は，Venlafaxine ER 群が 59 %，Paroxetine 群が 63 %，プラセボ群が 36 %であった。

冒頭で述べた Versiani [49] の報告とこれらをあわせると，その効果は，MAO-I ＞ SNRI ＝ SSRI ＝ ベンゾジアゼピン系抗不安薬 ＞ RIMA と推察される。

E. ベンゾジアゼピン系抗不安薬

SSRIs の治療に難治を示す患者に対して，ベンゾジアゼピンン系抗不安薬は有効性の期待できるオプションとなると Davidson [10] は述べている。

ベンゾジアゼピン系化合物は脳内のベンジアゼピン受容体に結合する。ベンゾジアゼピン受容体は GABA（γ-アミノ酪酸）受容体と複合体を形成しており，GABA 受容体の機能を促進することにより，ドパミン，セロトニン，ノルアドレナリン神経系の活動を抑制する作用を示す。

その作用には大きく分けて，①抗不安作用，②催眠作用，③抗けいれん作用，④筋弛緩作用があり，ベンゾジアゼピン系化合物にはそれぞれ強弱がある。

安全域が広く抗不安効果の発現が速やかなこともあって多用されがちであるが，その反面，嗜癖や乱用・依存（常用量でも起こりうる）の問題がある。過鎮静やふらつき，また記憶や認知の障害をきたすことからせん妄を惹き起こすこともあるため，症状が改善すれば速やかに減量・中止すべきである。

適応は種々の不安障害，感情障害や統合失調症に伴う不安である。

ベンゾジアゼピンが全般性不安障害とパニック障害の治療に有効であることが示されてきたことから，当然社交不安障害における有効性も検討されるようになった。ベンゾジアゼピンの社交不安障害に対する有効性の報告は，1980年代の後半に初めて登場してきた（Lydiardら[25]）。中でもClonazepamとAlprazolamはベンゾジアゼピンの中でも最もよく研究されている。しかし，パニック障害とは異なりエビデンスが少なく，補助的な治療薬として位置づけられている。後述する，数少ない二重盲検試験ではClonazepamは肯定的で，Alprazolamは否定的な結果であるが，これにはさらなる検証が必要である。また，薬剤中止後の再発率が高いことも指摘されている。しかし，少なくともベンゾジアゼピンはパフォーマンスに際しての不安や恐怖感を軽減させるために頓用する分には非常に有益なものである。ただし，不安をコントロールするために必要な量のベンゾジアゼピンは，その副作用である眠気や集中力の低下によりパフォーマンスの質を低下させることにつながるため，効果とのバランスをとることが大切である。

1. Clonazepam（図6）

Munjackら[28]はClonazepamで8週間治療した患者10人と無治療の患者10人をベースラインの重症度をマッチさせた上で比較した。Clonazepam治療群では，著明改善が3人，中等度改善が3人，軽度改善が3人，変化なしが1人であったのに対して，無治療群では著明改善と中等度改善がそれぞれ1人ずつという結果に終わった。ただし，Clonazepam治療群と無治療群で，社会的障害のスコアには変化がなかったとしている。

Reiterら[29]は，Clonazepam（0.75～3mg/日）により，患者11例中9例が

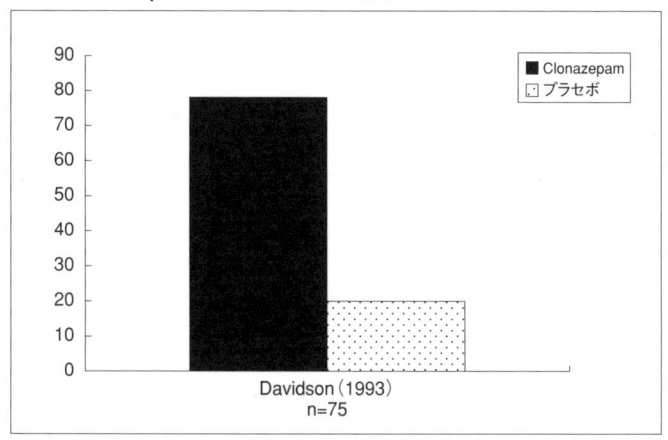

図6 ClonazepamのSADに対する有効率

(Davidson JR, Potts N, Richichi E, et al.: Clin Psychopharmacol, 13 : 423-428, 1993[8]) をもとに作成)

良好な反応を示したと報告している。

Davidson ら[8]は，75人の患者に対して10週間Clonazepamを用いた二重盲検プラセボ対照比較試験を行った。反応率は，Clonazepam（0.5〜3mg/日，平均投与量2.4mg/日）78％，プラセボ20％であった。Clonazepamはパフォーマンスと全般性不安，恐怖と恐怖性回避行動，対人過敏性，否定的な評価に対する恐怖感，日常生活の障害度において有効であった。

また，Seedat ら[36]は，全般型の社交不安障害患者を対象として，Paroxetine単剤投与群（プラセボ併用）とParoxetineにClonazepamを併用した群における10週間の二重盲検プラセボ対照比較試験を行っている。CGIスコアを指標とした治療反応率は，単剤投与群の反応率43％，Clonazepam併用群79％であり，統計的な有意差こそ得られなかったものの，Clonazepamを併用したほうがより有効性が高くなる傾向がみられたと報告している。

2. Alprazolam

Lydiard ら[25]は，4人の患者に3〜8mg/日のAlprazolamを投与したところ，全員が中等度以上の改善を示した。

GelernterらによるAlprazolamを用いた二重盲検比較試験では，Phenelzine，Alprazolam，認知行動療法（Cognitive Behavioral Therapy：CBT）が比較されている。12週間後のAlprazolam（平均投与量4.2mg/日）の反応率は38％にとどまったと報告している。Alprazolam群は中止後2ヵ月後に大部分が再燃しており，症状の持続がそれほど長くないことが示唆された。

F. β-アドレナリン受容体拮抗薬

β-アドレナリン受容体拮抗薬は，循環器系治療薬として登場し，ついで本態性振戦に対する有効性が示された。不安や末梢における過緊張症状（動悸や振戦など）と血清のノルアドレナリン濃度の関連が示唆され，β-アドレナリン受容体拮抗薬が自発的な不安の訴えを減少させることが明らかにされた。

前述したLiebowitzら[22]による85人の社交不安障害患者を対象としたPhenelzine，Atenolol（β-アドレナリン受容体拮抗薬），プラセボの無作為割り付け試験では，Atenololの平均投与量は97.6mg/日であったが，プラセボとの有意差は認められなかった。8週間の維持投与期においてもAtenololではさらにいくつかの改善が見られたものの，結果としてプラセボとの統計上の有意差は認められなかった（図1参照）。

Turnerら[45]は，72人の患者を12週間にわたり，行動療法（Flooding法）とAtenolol，プラセボとの比較試験を行った。行動療法は1回90分のセッションが最初の2ヵ月は週2回，最後の1ヵ月は週1回，合計20回行われた。改善度において，行動療法は89％であったのに対して，Atenololは47％，プラセボは44％であった（図7）。

これらの試験結果は，β-アドレナリン受容体拮抗薬が全般型の社交不安障害には無効であることを示唆している。非全般型についてはサンプル数が小さいため明確な答えを示すことは難しい。しかし，パフォーマンスに際しての交感神経の過緊張症状（動悸や振戦など）に対しては頓用が有効であり，さきのベンゾジアゼピンに比して集中力や協調運動を損なうことが少ないという

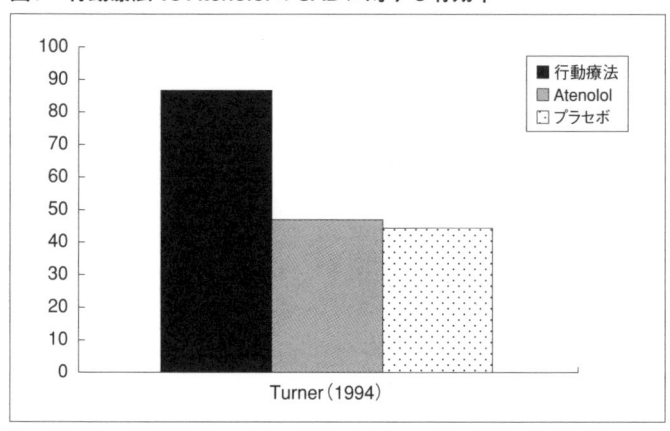

図7 行動療法 vs AtenololのSADに対する有効率

Turner (1994)

(Turner SM, Beidel DC, Jacob RG, et al.: J Consult Clin Psychol, 62 : 350-358, 1994 [45]) をもとに作成)

メリットがある。ただし，喘息の患者には禁忌であるために，その場合はベンゾジアゼピンを選択すべきである。

G. 非定型抗精神病薬

単剤使用によるプラセボとの二重盲検比較試験は少ない。

Barnettら[5]による，Olanzapine（5〜20mg/日）を用いた12例（うちOlanzapineは7例）に対して行った，8週間の二重盲検プラセボ対試験では，pilot studyではあるが，BSPS（Brief Social Phobia Scale）においてプラセボに比して有意に改善（p=0.02）を示したとしている。

Vaishnaviら[46]による，Quetiapine（50〜400mg/日）を用いた15例（うちQuetiapineは10例）に対して行った，8週間の二重盲検プラセボ対試験では，統計的な有意差こそ見られなかったものの，Quetiapine群の40％がCGI-Iで「1. 非常に改善された」あるいは「2. かなり改善された」と報告しており，今後症例数を増加して検討すべきであるとしている。

H. 抗てんかん薬

　Zhang ら[51]は，抗てんかん薬の Levetiracetam（500〜3000mg/日）を用いた16例（うち Olanzapine は9例），7週間の二重盲検プラセボ対試験における反応率は，BSPS Levetiracetam 群44％，プラセボ群14％と有意に有効性が示唆されたが，サンプル数が少ないため，これも今後症例数を増加して検討すべきであるとしている。

I. その他

　慢性結核に対する抗生物質として使用される D-cycloserin を併用することで，社交不安障害における CBT の効果を増強することが報告されている。これは主に扁桃体における NMDA 型グルタミン酸受容体の glycine 結合部位に部分アゴニストとして作用することによるものと考えられている[13]。

J. 社交不安障害とドパミン

　いままで概説してきた薬物を眺めてみると，ドパミンなのかセロトニンなのか GABA なのか，いったいどの神経伝達物質が社交不安障害の成因の中心を担っているのか分からなくなってくる。
　生物学的基盤の詳細に関しては他項に譲るとして，ここでは社交不安障害の成因における一つの可能性として関与が指摘されているドパミンニューロンについて述べたい。
　パーキンソン病において，しばしば社交不安障害の合併を認める[30]。パーキンソン病で見られる，仮面様顔貌は社交不安障害の顔のこわばりに相当し，す

くみ足や振戦などの症状も社交不安障害患者が恐怖状況に直面した際に見られる症状と共通しているように思われる。実際に，社交不安障害患者に対するドパミンアゴニストによる治療の試みもある[50]。

ドパミンニューロンの関与を裏付ける基礎研究としては，社交不安障害患者のドパミンの代謝産物であるホモバニリル酸の脳髄液中濃度が減少しているとする報告[15]や，SPECT（single photon emission computerized tomography）による線条体のドパミン D2 受容体結合能の低下[34]やドパミントランスポーターの low density の報告がある[44]（しかし Schneier ら[35]は，全般型の患者に限局して線条体の D2 受容体を PET，ドパミントランスポーターは SPECT を用いて調べた研究では，患者群と対象群との間に有意な差は見られなかったと報告している）。

扁桃体—皮質（amygdalo-cortical）の恐怖回路が社交不安障害に重要な役割を担っていることが示唆されている。前頭前野，海馬，扁桃体といった皮質—辺縁系経路（cortico-limbic pathways）は，環境からの刺激を認識し，恐怖状況に直面したときの行動を規定するという重要な役割を担っている部位であると考えられている。実際に，社会的に脅威と感じる状況においては，扁桃体や島の活動性が上昇することが示唆されている[43]。

また，中脳—辺縁系ドパミンニューロン，中でもとりわけ VST（ventral striatum）は，否定的な評価を恐れて社会的に回避行動してしまう状況を打破していこうとする動機付けに関与しているとされる[32]。

筆者らのクリニックでは，Sulpiride を少量併用することが多い。少量の Sulpiride はドパミンの代謝を亢進させる作用を有し，また SSRI と併用することで前頭葉におけるドパミンの遊離が相乗的に増加することから[1]，前述した社交不安障害のドパミンニューロン系の関与の上から考えても効果があることが考えられる。

K．処方の実際

　全般性社交不安障害であれば大部分の場合，毎日定期的に服薬を支持するSSRIをメインにした処方を始める．非全般性社交不安障害の場合はSSRIを投与するか，緊張時だけに抗不安薬やベーター・ブロッカーを頓用させるだけにするか，どちらにするか総合的に判断して治療を始める必要がある．次に，医療法人和楽会の社交不安障害の治療指針を示す．

1) Sulpiride（50mg）　　　1～2錠
　 Clonazepam（0.5mg）　 1～2錠　　　1X 朝 or 2X 朝・昼
2) Paroxetine　　　　　　10～40mg
　 または
　 Fluvoxamine　　　　　25～300mg　　1X 夕

　SulpirideとClonazepamは即効性があり，患者の自覚的緊張解消感が強い．症例により，朝と昼2回服用させるか，軽症例では2回の処方は眠気が強すぎることがある．その場合は1日1回にする．重症例では，Clonazepam（2mg）を1日3回処方することもある．Clonazepamの半減期はそれほど長くはないので1日2回投与の場合は朝夕とせず，朝と午後2時前後とする．Clonazepamはとりわけ顔のこわばりを訴える患者に奏効することがある．Sulprideは1日1回で十分である．

　処方1）は症例によりはじめの1ヵ月が過ぎたら緊張する場面がある日だけに減らしていく．または，さらに，Carteolol hydrochlorideとともにプレゼン前だけに減らしても良い．その頃にはSSRIの効果が発現してきている．

　SSRIは社交不安障害に対してはうつ病よりも効果が大である．社交不安障害で吐き気などの副作用をみることはほとんどないので胃薬の併用はほとんど必要がない．SSRIは，Paroxetineなら1日40mgまで，Fluvoxamineなら150mg（時には300mg）まで漸増していく．

　視線恐怖や妄想的な考えのある社交不安障害（時には，妄想性障害と診断す

べき症例も含まれる）には上記の処方のままで，Sulpiride 100mg 錠を一日 200mg から始めて 600mg ぐらいまで漸増する。妄想様観念は消失していく。非定型抗精神病薬も試用の価値があるが，Sulpiride で錐体外路性副作用なしで，十分に効果がでる。

3) パフォーマンス恐怖のある人にはその 20 分前に
  Carteolol hydrochloride（50mg） 1 錠 30 分前に頓用
   （ミケラン）

ただし，喘息の既往のないことをカルテに記載しておく。この薬は患者の受容性が高い。有効率は 8 割以上である。健康保険の病名は発作性頻脈症となる。

【服薬期間について】
 日本における Fluvoxamine の治験では，治療開始 1 年後でもまだゆっくりではあるが改善が認められると報告されている。そのため，SSRI 治療は長期間が望ましい。治療開始からではなく，寛解状態になってから 1 年間が経過したら漸減して治療終了とする。患者には，"今までとは異なって人前での不安・恐怖のない別人のあなたで 1 年間行動してください。そして，新しいあなたの行動パターンが完全に固定したら，ゆっくり薬をやめていきましょう"，と説明する。その後特別なストレスが加わらない限り，再発することは少ない。

まとめ

 社交不安障害の薬物療法について，現時点では第一選択薬として考えられる SSRI を中心に，それらを用いた対照試験の結果を総覧し，治療効果をまとめてみた。薬物療法は，認知行動療法と比較して，短期的には治療効果に勝るものの，治療終了後の再発・再燃率が高いことが大きな課題である。今後さらに，作用の異なる薬剤併用による効果や再発を防ぐ工夫が必要と考える。

文　献

1) Ago Y, Nakamura S, Baba A, et al.: Sulpiride in combination with fluvoxamine increases in vivo dopamine release selectively in rat prefrontal cortex. Neuropsychopharmacology 30 : 43-51, 2005.
2) Allegulander C : Paroxetine in social anxiety disorder ; a randomized placebo-controlled study. Acta Psychiatr Scand 100 : 193-198, 1999.
3) Allgulander C, Mangano R, Zhang J, et al.: Efficacy of Venlafaxine ER in patients with social anxiety disorder ; a double-blind, placebo-controlled, parallel-group comparison with Paroxetine. Hum Psychopharmacol 19 : 387-396, 2004.
4) Baldwin D, Bobes J, Stein DJ, et al.: Paroxetine in social phobia/social anxiety disorder. Randomised, double-blind, placebo-controlled study. Paroxetine Study Group. Br J Psychiatry 175 : 120-126, 1999.
5) Barnett SD, Kramer ML, Casat CD, et al.: Efficacy of olanzapine in social anxiety disorder ; a pilot study. J Psychopharmacol 16 : 365-368, 2002.
6) Beaumont G : A large open multicenter trial of clomipramine in the treatment of phobic disorders. J Int Med Res 5（suppl 5）: 116-129, 1977.
7) Blanco C, Antia SX, Liebowitz MR : Pharmacotherapy of social anxiety disorder. Biol Psychiatry 51 : 109-120, 2002.
8) Davidson JR, Potts N, Richichi E, et al.: Treatment of social phobia with clonazepam and placebo. Clin Psychopharmacol 13 : 423-428, 1993.
9) Davidson J, Yaryura-Tobias J, DuPont R, et al.: Fluvoxamine-controlled release formulation for the treatment of generalized social anxiety disorder. J Clin Psychopharmacol 24 : 118-125, 2004.
10) Davidson JR : Pharmacotherapy of social anxiety disorder ; what does the evidence tell us? J Clin Psychiatry 67 (Suppl 12) : 20-26, 2006.
11) Fava GA, Ruini C, Rafanelli C : Sequential treatment of mood and anxiety disorders. J Clin Psychiatry 66 : 1392-1400, 2005.
12) Heimberg RG, Liebowitz MR, Hope DA, et al.: Cognitive behavioral group therapy versus Phenelzine in social phobia ; 12-week outcome. Arch Gen Psychiatry 55 : 1133-1141, 1998.
13) Hofmann SG, Pollack MH, Otto MW : Augmentation treatment of psychotherapy for anxiety disorders with D-cycloserine. CNS Drug Rev 12 : 208-217, 2006.

14) Isolan L, Pheula G, Salum GA Jr, et al.: An open-label trial of escitalopram in children and adolescents with social anxiety disorder. J Child Adolesc Psychopharmacol 17 : 751-760, 2007.
15) Johnson MR, Lydiard RB, Zealberg JJ : Plasma and CSF HVA levels in panic patients with comorbid social phobia. Biol Psychiatry 36 : 425-427, 1994.
16) Kasper S, Stein DJ, Loft H, et al.: Escitalopram in the treatment of socil anxiety disorder. Br J Psychiatry 186 : 222-226, 2005.
17) Katzelnick DJ, Kobak KA, Greist JH, et al.: Sertraline for social phobia ; a double-blind, placebo-controlled crossover study. Am J Psychiatry 152 : 1368-1371, 1995.
18) Kelsey JE : Venlafaxine in social phobia. Psychopharmacol Bull 31 : 767-771, 1995.
19) Klein DF : Delineation of two drug-responsive anxiety syndromes. Psychopharmacologia 5 : 397-408, 1964.
20) Lader M, Stender K, Burger V, et al.: Efficacy and tolerability of escitalopram in 12-and 24-week treatment of social anxiety disorder ; randomised, double-blind, placebo-controlled, fixed-dose study. Depress Anxiety 19 : 241-248, 2004.
21) Lepola U, Bergtholdt B, St Lambert J, et al.: Controlled-release Paroxetine in the treatment of patients with social anxiety disorder. J Clin Psychiatry 65 : 222-229, 2004.
22) Liebowitz MR, Schneier FR, Campeas R, et al.: Phenelzine versus Atenolol in social phobia ; a placebo controlled comparison. Arch Gen Psychiatry 49 : 290-300, 1992.
23) Liebowitz MR, DeMartinis NA, Weihs K, et al.: Efficacy of sertraline in severe generalized social anxiety disorder ; results of a double-blind, placebo-controlled study. J Clin Psychiatry 64 : 785-792, 2003.
24) Liebowitz MR, Gelenberg AJ, Munjack D : Venlafaxine extended release vs placebo and paroxetine in social anxiety disorder. Arch Gen Psychiatry 62 : 190-198, 2005.
25) Lydiard RB, Laraia MT, Howell EF, et al.: Alprazolam in the treatment of social phobia. Clin Psychiatry 49 : 17-19, 1988.
26) Modigh K, Westberg P, Eriksson E : Superiority of clomipramine over imipramine in the treatment of panic disorder ; a placebo-controlled trial. J Clin Psychopharmacol 12 : 251-261, 1992.
27) Montgomery SA, Nil R, Dürr-Pal N, et al.: A 24-week randomized, double-blind, placebo-controlled study of escitalopram for the prevention of generalized social anxiety disorder. J Clin Psychiatry 66 : 1270-1278, 2005.

28) Munjack DJ, Baltazar PL, Bohn PB, et al.: Clonazepam in the treatment of social phobia ; a pilot study. J Clin Psychiatry 51 Suppl : 35-40 ; discussion 50-53, 1990.
29) Reiter SR, Pollack MH, Rosenbaum JF, et al.: Clonazepam for the treatment of social phobia. J Clin Psychiatry 51 : 470-472, 1990.
30) Richard IH : Anxiety disorders in Parkinson's disease. Adv Neurol 96 : 42-55, 2005.
31) Rybakowski J, Borkowska AB : Escitalopram-second generation of serotonin transporter inhibitors? Psychiatr Pol 38 : 227-239, 2004.
32) Salamone JD, Correa M, Mingote SM, et al.: Beyond the reward hypothesis ; alternative functions of nucleus accumbens dopamine. Curr Opin Pharmacol 5 : 34-41, 2005.
33) Schneier FR, Goetz D, Campeas R, et al.: Placebo-controlled trial of Moclobemide in social phobia. Br J Psychiatry 172 : 70-77, 1998.
34) Schneier FR, Liebowitz MR, Abi-Dargham A : Low dopamine D (2) receptor binding potential in social phobia. Am J Psychiatry 157 : 457-459, 2000.
35) Schneier FR, Abi-Dargham A, Martinez D, et al.: Dopamine transporters, D2 receptors, and dopamine release in generalized social anxiety disorder. Depress Anxiety 26 : 411-418, 2009.
36) Seedat S, Stein MB : Double-blind, placebo-controlled assessment of combined clonazepam with paroxetine compared with paroxetine monotherapy for generalized social anxiety disorder. J Clin Psychiatry 65 : 244-248, 2004.
37) Simpson HB, Schneier FR, Campeas RB, et al.: Imipramine in the treatment of social phobia. J Clin Psychopharmacol 18 : 132-135, 1998.
38) Stein MB, Chartier MJ, Hazen AL, et al.: A direct-interview family study of generalized social phobia. Am J Psychiatry 155 : 90-97, 1998.
39) Stein MB, Liebowitz MR, Lydiard RB, et al.: Paroxetine treatment of generalized social phobia (social anxiety disorder) ; a randomized controlled trial. JAMA 26 280 : 708-713, 1998.
40) Stein MB, Fyer AJ, Davidson JR, et al.: Fluvoxamine treatment of social phobia (social anxiety disorder) ; a double-blind, placebo-controlled study. Am J Psychiatry 156 : 756-760, 1999.
41) Stein DJ, Versiani M, Hair T, et al.: Efficacy of paroxetine for relapse prevention in social anxiety disorder : a 24-week study. Arch Gen Psychiatry 59 : 1111-1118, 2002.

42) Stein MB, Pollack MH, Bystritsky A, et al.: Efficacy of low and higher dose extended-release Venlafaxine in generalized social anxiety disorder ; a 6-month randomized controlled trial. Psychopharmacology (Berl), 177 : 280-288, 2005.
43) Stein MB, Stein DJ : Social anxiety disorder. Lancet 29 ; 371 (9618) : 1115-1125, 2008.
44) Tiihonen J, Kuikka J, Bergstrom K : Dopamine reuptake site densities in patients with social phobia. Am J Psychiatry 154 : 239-242, 1997.
45) Turner SM, Beidel DC, Jacob RG, et al.: Social phobia ; a comparison of behavior therapy and Atenolol. J Consult Clin Psychol 62 : 350-358, 1994.
46) Vaishnavi S, Alamy S, Zhang W, et al.: Quetiapine as monotherapy for social anxiety disorder ; a placebo-controlled study. Prog Neuropsychopharmacol Biol Psychiatry 31 : 1464-1469, 2007.
47) Van Ameringen MA, Lane RM, Walker JR, et al.: Sertraline treatment of generalized social phobia ; a 20-week, double-blind, placebo-controlled study. Am J Psychiatry 158 : 275-281, 2001.
48) van Vliet IM, den Boer JA, Westenberg HG, et al.: Psychopharmacological treatment of social phobia ; a double blind placebo controlled study with Fluvoxamine. Psychopharmacology (Berl) 115 : 128-134, 1994.
49) Versiani M : A review of 19 double-blind placebo-controlled studies in social anxiety disorder (social phobia). World J Biol Psychiatry 1 : 27-33, 2000.
50) Villarreal G, Johnson MR, Rubey R : Treatment of social phobia with the dopamine agonist pergolide. Depress Anxiety 11 : 45-47, 2000.
51) Zhang W, Connor KM, Davidson JR : Levetiracetam in social phobia ; a placebo controlled pilot study. J Psychopharmacol 19 : 551-553, 2005.
52) Zitrin CM, Klein DF, Woener MG, et al.: Treatment of phobias, I ; a comparison of imipramine hydrochloride and placebo. Arch Gen Psychiatry 40 : 125-138, 1983.

VIII. 心理療法

　社交不安に対する心理療法は，薬物療法と同様に，DSM-Ⅲにおいて社会恐怖が登場するまではほとんど治療法の研究はされていなかった。1980年にDSM-Ⅲにその疾病概念が登場するや，やはり薬物療法と同様に，心理療法に関しても一気に治療効果の検討・研究が数多くなされるようになった。社交不安障害に対する心理療法としては，認知行動療法（Cognitive Behavioral Therapy：CBT），生活技能訓練（Social Skill Training：SST），森田療法などがあげられるが，その治療有効性を評価するために比較対照試験が行われているものは，そのほとんどが認知行動療法であり，それ以外の心理療法に関してはごくわずかしか見当たらない。

　SSTは主観指標における不安や抑うつに有効であったとする報告があるが[34]，オープントライアルである。SSTに関する唯一の対照試験では，15週間の訓練の結果，系統的脱感作法に比して有意な改善が得られなかったという[23]。

　森田療法では，シャイネスや社交不安に応用するいくつかの研究がある[1,19]。森田療法は，社交不安にとらわれた自己の意識を脱焦点化し，不安のうらにある生の欲望を発揮して自己を生かしていくという，認知行動療法と異なる方向性を有しているとされる[27]。森田療法に関する事例研究では，患者が不安を受け入れ，不安から注意をそらすのに有効であったと示されている[18]。今後，多くの対照試験が望まれるところである。

　これらの精神療法に対して，認知行動療法の有効性に関する検討は数多くなされている。その中で，エクスポージャー（暴露療法）が効果的な治療の一要素であることが明らかとされている。また，認知的な要因が社交不安の維持に中心的な役割を果たしていると考えられており，認知的再構成法（cognitive restructuring）とエクスポージャーを併用した場合の治療効果が数多く比較検討されている。

これまでの研究から，認知的再構成法とエクスポージャーを含む治療が有効であることが分かっており，CBTは薬物療法に比して再発率が低いことや，短期的な治療効果は薬物療法が勝るが長期的な治療効果ではCBTのほうが有効であるというメタアナリシスの結果が報告されている[21]。

　本項では，社交不安障害に対する認知行動療法について，行動療法的アプローチであるエクスポージャーといくつかの認知療法的アプローチについて，その各々の治療効果と併用について概説する。

認知行動療法
（Cognitive-Behavioral Therapy：CBT）

　認知行動療法には図に示すようなものがある（図1）。

　社交不安障害に対する治療では，前述した理由から，エクスポージャーと認知再構成法を組み合わせて治療されることが多い。認知療法的介入のみでも社交不安障害には有効であるが，行動療法的技法としてエクスポージャー単独で

図1　認知行動療法（Cognitive-Behavioral Therapy）

認知
- 認知療法
  （cognitive therapy, Beck）
- 論理情動行動療法
  （rational emotive behavior therapy, Ellis）
- 認知行動変容
  （cognitive behavior modification, Meichenbaum）
- 社会生活技能訓練
  （social skills training, Liberman）

行動

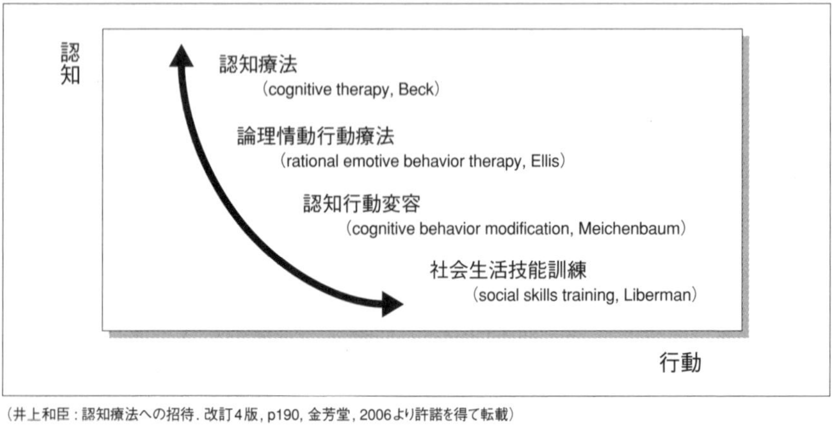

（井上和臣：認知療法への招待．改訂4版, p190, 金芳堂, 2006より許諾を得て転載）

行うかあるいはエクスポージャーと認知再構成法を併用したほうが，認知再構成法単独で行うよりも治療効果が勝るとされている[12,13,30]。しかも，エクスポージャー単独では，治療効果の持続に問題があることも指摘されている[15]。

A. 行動療法的アプローチ（エクスポージャー（暴露法））

　行動療法が1950年代に脚光を浴びるようになって以来，恐怖症の治療の基本は，それまで患者が回避してきた恐怖の状況に何度も繰り返し立ち向かうことであるとされ，単一の恐怖症や広場恐怖などの恐怖症に対して最も有効な治療法がエクスポージャーであるとされてきた[2,3,10]。社交不安障害の行動モデルでは，エクスポージャーによって恐怖刺激に対する馴化が起こることで，恐怖を喚起しないような行動が強化されるという[26]。

　エクスポージャーは，薬物療法（aterenol：β-アドレナリン受容体拮抗薬）よりも有効性が高いことが示されている[33]。

　近年では，コンピューターを用いて社会的な状況や場面をバーチャルリアリティーとして再現して（Vertual Reality Therapy：VRT），在宅ながら不安となる状況に暴露されうるという治療が脚光を浴びてきており，実際に有効性も示されてきている[5]。この方法の大きなメリットの一つが，診察を受けるために治療者を探したり，会いに行くことや長い予約を待つことなどが不要となり，よりスムースに治療にアクセスできるようになることである（Internet-based approachまたはWeb-based approach）。治療者はe-mailなどを通じて助言や援助を行うのみの最小限の治療的介入しかしないため，実質的にセルフヘルプな治療と言える。

　このように，行動療法が社交不安障害に対して有効であることは分かってきたが，Butler[6]は，他の恐怖症とは異なり，社交不安に対してエクスポージャーを適応するにあたって以下の4つの問題点があると指摘している。

①常に前もってエクスポージャーの課題を明確に特定することや反復すること，段階を設定することは難しい。その理由は，社会状況は人によって千差万別であり予測不能なことが多いからである。
②多くの社会状況は，本質的に短時間の出来事であり，長時間に及ぶことは少ない。例えば，部屋に入ろうとする，おはようの挨拶を言う，飲み物を買うなどである。
③社交不安があるからといっても，人によってはほとんどの状況を避けることなく過ごしている場合もある。職場やたくさんの人に会う場所に出かけ続けたり，不安になるような事柄を頑張ってこなしたりできるのである。しかし，それにもかかわらず問題は残存することが多いため，どうやらこうしたエクスポージャーもあまり有益なものでもない。
④思考（考え方）や心構えといったものが，社交不安を持続させている大きな要因と思われる。社交不安の患者は一般的に，他人に与える否定的な自分の印象が心を占拠してしまっている。（不安マネージメント抜きの）エクスポージャーは，他人からの評価に関心を向けず，問題の重要な側面に対して見て見ぬふりをしているに過ぎない。それゆえ，エクスポージャー単独で行うことは，社交不安に関しては他の恐怖症よりも効果が少ないと思われる。気を失ったらどうしようとか，気が狂うのではないかとか，取り乱すのではないかといった，広場恐怖に付随する思考はエクスポージャーの間中ずっと潜んでいるものである。この思考があるがゆえに，そんなひどい状態にまでは至らないということをエクスポージャーによって確認させることにつながり，その思考を修正しようとさせるのである。

つまり，多くの社交不安患者は，日常的に恐れている社会状況に自分自身をさらしているが，不安の低減を経験していない。他者から与えられるフィードバックが曖昧であると，エクスポージャー単独では，実際に否定的な印象を与えているかどうかの情報が得られず，さらにそこから発展して，他人は自分が考えているほど批判的で否定的ではないという情報に対するエクスポージャーを行うことができないのである。社交不安患者は，他の恐怖症患者に比して，離人感や解離を訴えることが多いという[20]。このことが社交不安患者にとって

は他者との「壁」として感じられ，近くにいる他人に対しても精神的には遠い距離感を覚えるのである。これをButlerは「内的回避（internal avoidance）」と呼んだ。この内的回避が，恐れる状況に出かけることができる，すなわち見かけには回避行動を克服してエクスポージャーしているかのように見えても，そのエクスポージャーが治療的な効果に乏しいことの原因となっていると説明している[6]。

事実，エクスポージャー単独で行った場合には，社交不安の軽減には有効であるが[11]，前述したように，効果の持続性には問題があることが指摘されている[1]。

認知の変容は，最善の治療効果を得るためには重要であると考えられるが，エクスポージャー単独における認知の変容も報告されている[24]。そこでは，否定的評価に対する認知の変容が治療終了時の機能レベルを予測する際に最も有力なものであるとしている。

そこで次に，認知療法的アプローチについて述べる。

B. 認知療法的アプローチ

ここで，認知療法（cognitive therapy）とは何かについて説明する[32]（**表1**）。

認知療法（cognitive therapy）とは，1960年代にアメリカの精神科医Beckによって考案され，その有効性が確認されてきた精神療法の一つである。もともとはうつ病に対する治療がその原点となっている。彼はうつ病を，「感情の

表1 認知療法（Cognitive Therapy）

○ 認知療法は極めて常識的な視点からなされる"コモンセンス"の精神療法である
○ 認知療法は認知のパターンに関する理論的仮説を基礎としている
○ 認知療法では認知のパターンを修正することにより治療効果を得ようとする
○ 認知療法は"セルフヘルプ"の精神療法である
○ 認知療法はその有効性が確認されつつある精神療法の一つである

病」としてではなく,「思考の異常」として捉えなおした。すなわち,「ある状況下における患者の感情や行動は,その状況に対する意味づけ・解釈である患者の認知（cognition）によって規定される。」という理論的仮説をうつ病の治療に応用したのである。

ここでいう認知とは,患者によって意識され自覚された思考や視覚的イメージ,つまり,ある状況に対して患者がどう見るか,どう考えるかの"意味付け"を行うことであり,この認知の特徴的なパターンに関する理論的仮説が,認知療法の基礎となる認知モデル（cognitive model）である（図2）。これは,病的な不安や抑うつなどの情緒障害（emotional disorder）を,認知の障害という視点から説明しようとする理論である。認知モデルは,対象となる疾患に応じて,例えば,うつ病には「うつ病の認知モデル」といったものが提唱されている。

社交不安の認知モデルでは,不安は非機能的信念や偏った情報処理戦略によって維持されており,エクスポージャーは正しい情報を入力する機会を提供し,その結果,非機能的信念や偏った情報処理戦略が修正されて不安が軽減すると提唱されている[28]。

社交不安障害でみられる非機能的認知とは,社会状況においてその危険度を必要以上に高く評価してしまったり,否定的に解釈してしまったりすることである。これらの認知的な問題が修正されることで,エクスポージャーの治療効果が持続するものと考えられる。したがって,多くの研究が認知的技法とエク

図2 認知モデル

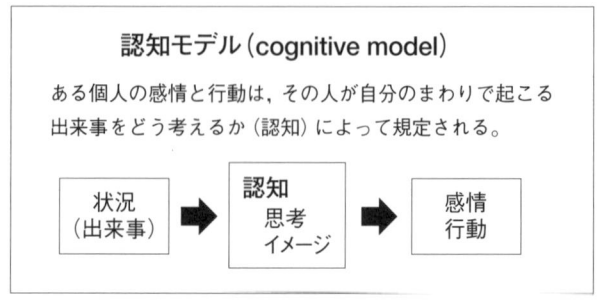

認知モデル（cognitive model）

ある個人の感情と行動は,その人が自分のまわりで起こる出来事をどう考えるか（認知）によって規定される。

状況（出来事） → 認知 思考 イメージ → 感情 行動

スポージャーを統合した治療の有効性を支持している。しかし，エクスポージャーの事前に認知再構成法を行った場合と行わない場合（すなわちエクスポージャー単独）で，治療効果に違いはないとする報告があり[31]，認知再構成法がエクスポージャーの治療効果を高めるかどうかは結論が出ていない。患者の中にはエクスポージャー単独が有効である人もいれば，認知的技法の併用により最大の治療効果を得ることができる患者もいるが，それらの患者を区別するものが何であるかはいまだに分かっていない[29]。

1. 論理情動行動療法（rational-emotive behavior therapy：RET）

認知療法的アプローチの一つに，Ellis[9]の提唱した論理情動行動療法（rational-emotive behavior therapy：RET）がある。Ellisによると，個人は家族や他の社会的組織との経験を通してある不合理な信念を形成する。これらの信念が否定的な情動を喚起し維持しようとする。特に共通してみられる不合理な信念は，「私は価値のある人間とみられるためには，完全な能力があり，適切な振る舞いができ，さまざまなことを達成できなければならない」というものである。論理療法の目標は，これらの不合理な信念に向き合って，治療者と話し合い，説明を受けることにより，基本的な考え方を変えていき，不合理な信念を修正することである。論理情動行動療法の社交不安障害に対する有効性も示唆されている[8,25]。

2. Beckによる認知療法（cognitive therapy）

RETと比べて，Beckによる認知療法では[4]，否定的な情動は患者が自ら恣意的かつ極端に解釈し，ラベリングを行うという認知処理の誤り，いわゆる認知の歪み（cognitive distortion）によって発生するものであるとする。これは前述した認知モデル（図2）によって説明される。これらの誤りについて，いわゆるソクラテス的問答法により論理的かつ合理的に評価し，不合理で非機能的な認知（破局的な認知など）が同定されたら，治療者と患者が共同作業的に（共同的経験主義：collaborative empiricism）それらを実証的に検証することによって（行動実験：behavioral experiments），より適応的で現実にあった認知へと修正していく（図3）。

図3 認知療法の技法

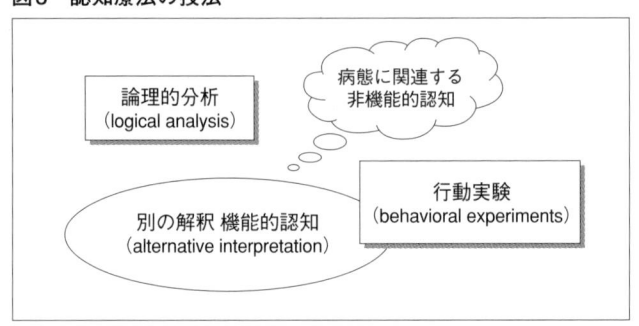

```
┌─────────────────────────────────────────┐
│                                         │
│   ┌──────────────┐    ╭─────────╮       │
│   │  論理的分析    │    │病態に関連する│      │
│   │(logical analysis)│  │非機能的認知 │      │
│   └──────────────┘    ╰─────────╯       │
│                          ┌──────────────┐│
│     ╭─────────────╮       │   行動実験    ││
│    │別の解釈 機能的認知│    │(behavioral    ││
│    │(alternative    │    │ experiments) ││
│    │ interpretation)│    └──────────────┘│
│     ╰─────────────╯                      │
└─────────────────────────────────────────┘
```

社交不安障害の認知療法においては，行動実験とはエクスポージャーのことであるといえる．患者が抱いていた社会的状況に対する否定的な予想が正しいか否かを，実際にその状況へ出向く（エクスポージャー）という実験により確かめるのである．そしてそこで得られる現実からのフィードバックが，非機能的認知の修正に役立つと考えられる．

Beckの認知療法はRETと同様の治療効果を示すことが示唆されている[8]．

3. 集団認知行動療法（Cognitive Behavioral Group Treatment : CBGT）

Beckの認知療法は，Heimbergら[14]によりマニュアル化されている社交不安障害に対する集団認知行動療法（Cognitive Behavioral Group Treatment : CBGT）の開発に大きな影響を与えた．CBGTのプログラムによると，患者が抱きやすい不合理な認知は「全か無か思考」，「恣意的推論（事実を確かめずに，相手が自分のことを否定的にみていると思い込んでしまう）」であるという．

CBGTの最初の2セッションでは，患者に社交不安の認知行動モデルの説明や治療ガイダンスを行い，認知の再構成化の概念を導入する．続く10セッションでは，グループ形式で，患者が恐れる社会状況のロールプレイを行う際の否定的思考を調べて，その修正を行うべく認知の再構成化とエクスポージャーを行う．エクスポージャーは否定的な思考が正しいか否かを検証する，「行動実験」として行われる．

グループ形式は個人形式の認知行動療法と同様の治療効果があり，なおかつ

治療コスト効率が良いと報告されている[22]。

　Heimbergら[16]が，133名の患者に対して，CBGTとPhenelzine（モノアミン酸化酵素阻害薬）による治療効果を比較している。6週間後では，Phenelzine群はCBGT群に比べ有意に改善しており，不安も低いと評価された。12週間後において，CBGT群とPhenelzine群で改善率は同等となったが，Phenelzine群はCBGT群に比べていくつかの指標において有意に治療効果が高かったという。

　その後，Liebowitzら[21]が，CBGTあるいはPhenelzineにより改善した患者を6ヵ月間維持治療を受けた後，治療終了後6ヵ月間のフォローアップを行ったところ，CBGT群はPhenelzine群よりも再発率が低かった。

　CBGTに関しては，いくつかの治療効果を予測する因子について検討がなされている。社会的交流に際して起こる否定的な考えの頻度，治療効果の過大視の程度などが報告されている[7]。

　また，社交不安障害のサブタイプ（全般性と非全般性）によって，CBGTの治療効果に差があるという報告もある[17]。そこでは，非全般性のほうが全般性に比してよりCBGTに反応するとされている。

まとめ

　今まで述べてきたように，認知行動療法は薬物療法に比べて，長期的な再発率が低いという大きなメリットが示されている。しかし，短期的には薬物療法が勝っており，治療コスト効率も薬物療法が勝っているとされる。

　今後はさらに，短期的に治療効果が得られ，かつ従来の長期再発防止のメリットを維持するような新たな心理療法の開発，あるいはコストを抑えた薬物療法との併用に関する研究が必要であると考える。

文　献

1) Alden LE : Morita therapy with socially avidant clients. International Buletin of Morita Therapy, 1 : 43-51, 1988.
2) Barlow DH & Wolfe BE : Behavioral approaches to anxiety disorders ; a report on the NIMH-SUNY, Albany, Research Conference. J Consult Clin Psychol, 49(3) : 448-454, 1981.
3) Barlow DH : Anxiety and its disorders. Guilford Press, New York, 1988.
4) Beck AT : Cognitive Therapy and Emotional Disorders. International University Press, New York, 1976.
5) Berger T, Hohl E & Caspar F : Internet-based treatment for social phobia ; a randomized controlled trial. J Clin Psychol, 65 : 1-15, 2009.
6) Butler G : Exposure as a treatment for social phobia ; Some instructive difficulties. Behav Res Ther, 23 : 651-657, 1985.
7) Chambless DL, Tran GQ & Glass CR : Predictors of response to cognitive-behavioral group therapy for social phobia. J Anxiety Disord, 11 : 221-240, 1997.
8) DiGiuseppe R, McGowan L, Sutton-Simon K, et al.: A comparative outcome study of four cognitive therapies in the treatment of social anxiety. Journal of Rational-Emotive and Cognitive-Behavioral Therapy, 8 : 129-146, 1990.
9) Ells A : Reason and Emotion in Psychotherapy. Lyle Stuart, New York, 1962.
10) Emmelkamp PMG : Phobic and Obsessive-Compulsive Disorders. Theory, Research and Practice. Plenum Press, New York, 1982.
11) Fava GA, Grandi S & Canestrari R : Treatment of social phobia by homework exposure. Psychother Psychosom, 52 : 209-213, 1989
12) Feske U & Chambless DL : Cognitive-Behavioral versus exposure treatment for social phobia ; a meta-analysis. Bahav Ther 26 : 695-720, 1995.
13) Gould RA, Buckminster S, Pollack MH, et al.: Cognitive-behavioral and psychopharmacological treatment for social phobia ; a meta-analysis. Clinical Psychology : Science and Practice, 4 : 291-306, 1997.
14) Heimberg RG, Saltzman DG, Holt CS, et al.: Cognitive behavioral group treatment for social phobia ; Comparison with credible placebo control. Cognitive Therapy and Research, 14 : 1-23, 1990.
15) Heimberg RG & Juster HR : Cognitive-behavioral treatments ; literature review, in

Social Phobia : Diagnosis, Assessment, and Treatment. Edited by Heimberg RG, Liebowitz MR, Hope DA, et al. Guilford, New York, pp261-309, 1995.
16) Heimberg RG, Liebowitz MR, Hope DA, et al.: Cognitive behavioral group therapy vs phenelzine therapy for social phobia ; 12-week outcome. Arch Gen Psychiatry, 55 : 1133-1141, 1998.
17) Hope DA, Herbert JD, White C, et al.: Diagnostic subtype, avidant personality disorder, and efficacy of cognitive-behavioral group therapy for social phobia. Cognitive Therapy and Research, 19 : 399-417, 1995.
18) 井上和臣 : 認知療法への招待. 改訂4版, p190, 金芳堂, 2006.
19) Ishiyama FI : Brief Morita therapy on social anxiety ; a single case study of therapeutic changes. Canadian Jouenal of Counseling, 20 : 56-65, 1986.
20) Ishiyama FI : Use of Morita therapy in shyness counseling in the West ; promoting slients' self-acceptance and action taking. Jouenal of Counseling and Development, 65 : 547-551, 1987.
21) Juster HR & Heimberg RG : Social phobia, in Comprehensive Clinical Psychology, Vol 6 : Adults ; Clinical Formulation and Treatment. Edited by Salkovskis P. Elsevier, New York, pp475-498, 1998.
22) Liebowitz MR, Heimberg RG, Schneier FR, et al.: Cognitive-behavioral group therapy versus phenelzine in social phobia ; long-term outcome. Depress Anxiety, 10 : 89-98, 1999.
23) Lucas RA & Telch MJ : Group versus individual treatment of social phobia. Paper presented at the annual meeting of the Association for Advancement of Behavior Therapy, Atlanta, GA, 1993.
24) Marzillier JS, Lambert C & Kellet J : A controlled evaluation of systemic desensitization and social skills training for socially inadequate psychiatric patients. Behav Res Ther, 14 : 225-238, 1976.
25) Mattick RP & Peters L : Treatment of severe social phobia ; effects of guided exposure with and without cognitive restructuring. J Consult Clin Psychol, 56 : 251-260, 1988.
26) Mattick RP, Peters L & Clarke JC : Exposure and cognitive restructuring for social phobia ; a controlled study. Behavior Therapy, 20 : 3-23, 1989.
27) McNeil DW, Lejuez CW & Sorrell JT : Behavioral theories of social phobia ; contributions of basic behavioral principles, in From Social Anxiety to Social Phobia :

Multiple Perspectives. Edited by Hofmann SG, DiBartolo PM, Allyn & Bacon, Needham Heights, MA, pp.235-253, 2001.

28) 中村　敬：森田療法. 臨床精神医学講座第15巻―精神療法（岩崎徹也, ほか, 編）. 中山書店, pp117-134, 1999.

29) Rapee RM & Heimberg RG : A cognitive-behavioral model of anxiety in social phobia. Behav Res Ther, 35 : 741-756, 1997.

30) Scholing A & Emmelkamp PMG : Treatment of generalized social phobia ; results at long-term follow-up. Behav Res Ther, 34 : 447-452, 1996.

31) Taylor S : Meta-analysis of cognitive-behavioral therapy for social phobia. J Behav Ther Exp Psychiatry, 27 : 1-9, 1996.

32) Taylor S, Woody S, Koch W, et al.: Cognitive restructing in the treatment of social phobia ; efficacy and mode of action. Behav Modif, 21 : 487-511, 1997.

33) 土田英人, 井上和臣：認知療法. 日本医師会雑誌, 131 : 78-79, 2004.

34) Turner SM, Beidel DC, Jacob RG, et al.: Social phobia ; a comparison of behavior therapy and Atenolol. J Consult Clin Psychol, 62 : 350-358, 1994.

35) Wlazlo Z, Schroeder-Hartwig K, Hand I, et al.: Exposure in vivo vs. social skills training for social phobia ; long-term outcome and differential effects. Behav Res Ther, 28 : 181-193, 1990.

IX. 社交不安障害に対する集団心理教育
～「社交不安障害を克服するために：治療ガイダンス」～

　SAD患者を対象とした集団心理教育（以下，SADガイダンスと略記する）について紹介する。対象者は，患者本人，またはその家族であり，病気のことを理解してほしい人物も参加可能としており，希望者は受付にて予約のうえ参加となる。最低1名，最大5名までとし，50分，1セッションで心理士が担当し，毎週土曜日の午前中に実施している。

　心理教育の内容は，**表1**のとおりである。①症状，②治療法，③薬物療法，④不安・恐怖を感じる場面に対する理解で構成されており，パワーポイントを使ったスライドを用いて説明を行う。

　まず，SADの診断基準と定義，2つのサブタイプを紹介する。参加者は，自身のタイプや悩んでいる症状について，自由に発言し他の参加者と共有することによって，このような悩みを持ったのは自分だけではないのだということを感じられるような機会をつくる。また，さまざまな不安・恐怖を感じる場面や状況を紹介し，SAD患者100名に実施した「どの場面が苦手か」というアンケートの結果も紹介することで，SADという診断があっても，どのような場面や状況に対して不安や恐怖を感じるかというのは，人それぞれ異なることも説明する。

　つづいて，SADの身体症状，認知的な症状，行動的な症状を紹介し，有病率についても説明する。10％前後と高い生涯有病率を紹介しても，にわかには信じがたいという表情を浮かべる患者は少なくないが，性格の問題だと考えて，1人で悩んでしまう傾向も特徴の一つであると紹介すると，同じ苦労を抱えた人は他にもいるのだと安心できるようである。また，SADにみられる合併症としてうつ症状，パニック発作，アルコールの問題を説明し，このような症状がある場合には，主治医に相談するよう注意を促す。

表1 「社交不安障害を克服するために〜治療ガイダンス〜」の内容

■ 社交不安障害の説明と特徴について 　● 社交不安障害の診断基準 　● 全般性と非全般性の2つのサブタイプ 　● 不安・恐怖を感じる場面や状況 　● 100名のSAD患者の主訴のアンケート紹介 　● 身体症状，認知的な症状，行動的な症状 　● 有病率 　● 合併症として，うつ症状，パニック発作，アルコールの依存や乱用の問題
■ 社交不安障害の治療 　● 原因として，遺伝的要因，家庭環境，学習経験など 　● 脳内の神経系の機能異常に関連している可能性と，医学的な病気として治療可能であること 　● 治療に使われる代表的な薬 　● 継続的な服薬の重要性 　● 認知行動療法との併用が効果的 　● クリニックで行っているカウンセリングの紹介
■ 薬についてのQ&Aの紹介 　● 一般的な服薬期間について 　● 離脱症状について 　● 副作用について 　● アルコールとの服用は禁止であること 　● 市販薬との併用について
■ 苦手な状況で感じる不安・恐怖への対応 　●「自分が感じていることは本当か？」という題で，Stopa & Clark（1993）の研究結果の紹介

　さらに，SADの治療法についても紹介する．まず，SAD発症の原因としては，遺伝的要因，家庭環境，学習経験などが挙げられるが，これらの影響の強さは人それぞれであり，また互いに関連しあっていることを説明する．そして，原因は未だはっきりとされてはいないものの，脳内の神経系の機能異常が関連していると考えられることから，SADは性格の問題や気の弱さからなるものではなく，医学的な病気として，十分に治療の対象となりうることを強調する．また，治療の基本は薬物療法であるが，特に回避行動に対しては，認知行動療法を併用することが効果的であることも紹介する．

　また，薬物療法のアドヒアランス向上を企図して「これまでに実際に患者さ

んから寄せられた質問」として，代表的な5つの質問についてQ&Aの形式で紹介する。主な内容としては，一般的な服薬期間と副作用について，急な服薬中止による離脱症状についての説明と自己判断での調整は行わないように注意を促す。そして，アルコールとの併用は禁止であることなどを説明した上で，薬に対する不安や疑問を持ったときには，1人で悩まないように，治療については，主治医とのコミュニケーションが大切であることを強調する。

　最後に，会話における自己評価と他者評価の違いについて，Stopaら（1993）の研究結果をグラフに示し，SADの患者は，一般的なグループや不安傾向の高いグループに比べると，否定的な自己評価が非常に強くなっていることを紹介し，「自分が思っているほど，周囲の人は否定的な評価をしていないかもしれない」という内容を紹介している。

【SADガイダンスの効果検討】

[目的] SADガイダンスの参加前と参加後に実施した質問紙の回答から，心理教育の効果について検討した。

[方法]
　対象者：診察時または，受付での会計の際に案内をし，ガイダンスの参加を希望した社交不安障害の患者および家族であった。
　手続き：ガイダンス参加当日，受付時にプリテストを，ガイダンス終了時にポストテストを実施した。

[測定尺度]
① State-Trait Anxiety Inventory 日本版の状態不安（清水・今栄, 1981）
　20項目の不安を喚起する事象に対する一過性の状況反応を測定する尺度であり，「1. 全くあてはまらない」「2. いく分あてはまる」「3. かなりよくあてはまる」「4. 非常によくあてはまる」の4件法で回答する。
② 社交不安障害に関する知識
　「社交不安障害という病気を知っている」「社交不安障害の症状を知ってい

る」「社交不安障害に対する治療法を知っている」の3項目について「1. 全く知らない」から「5. とてもよく知っている」までの5件法で回答する。
③薬に対する不安
　薬に対する不安に関する4項目について「非常に不安である」を100,「不安は全くなし」を0として0～100のVisual Analog Scale（以下,VASと略記する）で評価する。
④症状コントロール
　症状コントロールに関する3項目について「確実に（コントロール）できると思う」を100,「全くできないと思う」を0として0～100の自由記述。
⑤治療意欲と服薬に対する意欲
　治療意欲と服薬に対する意欲に関する3項目について「非常にそう思う」を100,「全くそう思わない」を0として,0～100のVASで評価する。
⑥ガイダンスの満足度
　ガイダンスの満足度について「1. 全く満足していない」「2. あまり満足していない」「3. どちらともいえない」「4. やや満足している」「5. とても満足している」の5件法で回答する。
⑦Anxiety Sensitivity Index 日本語版（ASI日本語版：池谷・丹野, 2002）
　16項目で構成される不安感受性と呼ばれる破局的な認知をさせるような信念を測定する尺度であり「0. 全くそう思わない」から「5. 非常にそう思う」の5件法で回答する。

[結果と考察] 患者131名（平均年齢33.2±10.18歳），男性61名（平均年齢35.0±10.76歳），女性70名（平均年齢31.6±9.49歳）であった。表2に示す。

表2　対象者の人数と平均年齢

	人数	平均年齢
男性	61	35.0 (±10.76)
女性	70	31.6 (±9.49)
合計	131	33.2 (±10.18)

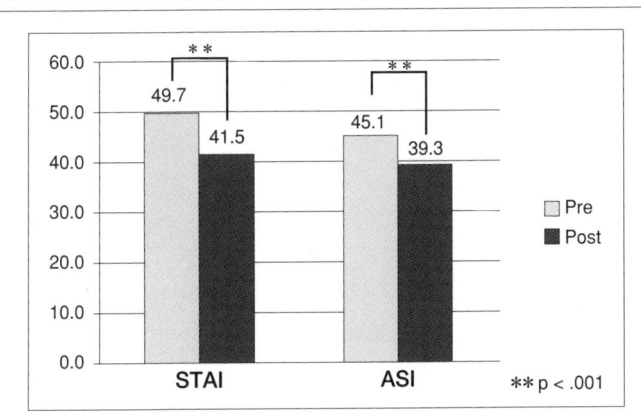

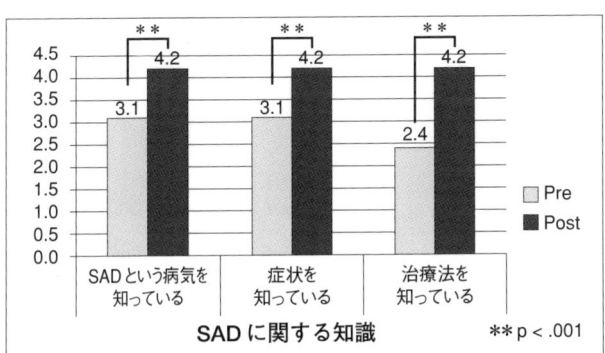

図1 ガイダンス参加前後の各尺度の得点の平均値と有意差

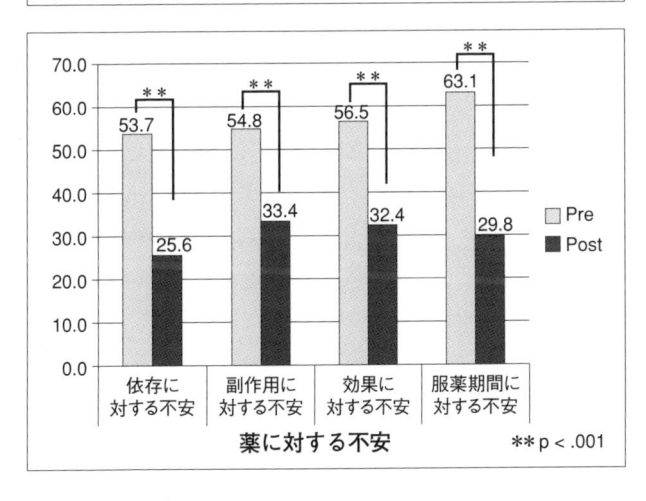

STAI: Pre 49.7, Post 41.5 **
ASI: Pre 45.1, Post 39.3 **
** p < .001

SADに関する知識
SADという病気を知っている: Pre 3.1, Post 4.2 **
症状を知っている: Pre 3.1, Post 4.2 **
治療法を知っている: Pre 2.4, Post 4.2 **
** p < .001

薬に対する不安
依存に対する不安: Pre 53.7, Post 25.6 **
副作用に対する不安: Pre 54.8, Post 33.4 **
効果に対する不安: Pre 56.5, Post 32.4 **
服薬期間に対する不安: Pre 63.1, Post 29.8 **
** p < .001

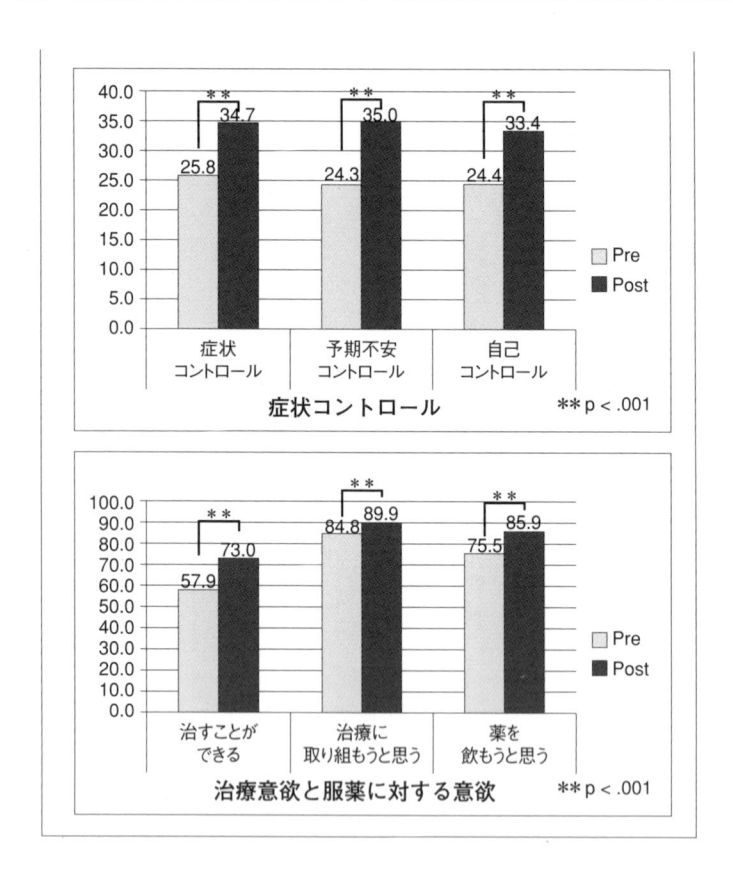

症状コントロール

	Pre	Post
症状コントロール	25.8	34.7**
予期不安コントロール	24.3	35.0**
自己コントロール	24.4	33.4**

**p < .001

治療意欲と服薬に対する意欲

	Pre	Post
治すことができる	57.9	73.0**
治療に取り組もうと思う	84.8	89.9**
薬を飲もうと思う	75.5	85.9**

**p < .001

　ガイダンス参加前と参加後の各尺度の得点の平均値と有意差について，**図1**に示した。

　STAI状態不安尺度の合計点，ASIの合計点は，どちらもガイダンス参加前に比べて，参加後に有意な低下が認められた。また，SADに関する知識，症状コントロール，治療意欲と服薬に対する意欲は，ガイダンス参加前に比べて，参加後に有意に増加した。さらに，薬に対する不安については，ガイダンス参加前に比べて，参加後に有意な低下が示された。

　以上の結果より，クリニックに受診する患者の約75％がすでに，書籍やインターネットの情報などで，SADに関する知識を持っていることが多いことが示され，少しずつSADが一般社会の中でも認知されつつあることがわかっ

た。過去の治療歴については，約半数が治療歴「あり」としたが，その治療期間は6割が6ヵ月未満であり，SAD 治療の第一選択薬である SSRI の効果発現と，適切な治療のためには最低1年間は服薬することが望まれていることなどから考えると，十分な治療経験があるとは言えないことも示唆された。

　また，今回の SAD の集団心理教育は，患者の薬に対する不安の低減，社交不安障害に対するセルフ・エフィカシーおよび，治療意欲の向上，不安感受性の低下をもたらしたと考えられる。

　今後はさらに，長期的な効果の維持についての検討や，統制群を用いた効果の検討などが必要であると考えられる。

X. スピーチ恐怖症に対する集団認知行動療法の実際

A. 集団認知行動療法の構成

　本プログラムは，合計7回のセッションと，3ヵ月後および6ヵ月後のフォローアップセッションの合計9セッションで構成されている。治療セッションはスピーチ恐怖の患者3名〜5名と，治療者および治療補助者を含め，約10名で行われる。

　まず，本プログラムに参加を希望する者には，事前に参加適性を判断するために，半構造化面接である M.I.N.I（Mini International Neuropsychiatric Interview）および SCID-II（Structured Clinical Interview for DSM-IV Axis II Personality disorders）が実施される。このことによって，他の不安障害，気分障害，および回避性人格障害と妄想性人格障害の除外診断が行われる。さらに，本プログラムに参加を希望する者には，社交不安障害の症状や治療法についての理解を深めるため，「社交不安障害を克服するために〜治療ガイダンス〜」と題したガイダンスに参加することを前提とした。

B. 本プログラムの内容 (表1)

　セッション1では，社交不安障害の症状やスピーチ恐怖の形成と維持，さらに Clark ら（1995）[1] の認知行動モデルと，エクスポージャー法についての心理教育を行い，患者各自の認知行動モデルを作成する（図1）。
　セッション2では，認知的再体制化の心理教育を行い，トリプルカラム法を

表1 集団認知行動療法プログラムの内容

セッション	プログラムの内容		評価
治療ガイダンス	社交不安障害の症状の理解 治療法の紹介		
事前面接	主訴の聴取 プログラム内容の説明 適性診断	・M.I.N.I ・SCID-II	
セッション1	心理教育	・スピーチ恐怖の形成と維持 ・Clark&Wellsの認知行動モデル作成 ・エクスポージャー法について	pre test
セッション2	認知的再体制化 リラクセーショントレーニング	・トリプルカラム法を用いた自動思考の変容 ・漸新的筋弛緩法 ・呼吸法	
セッション3, セッション5	エクスポージャー	・10分間スピーチ	
セッション4, セッション6	ビデオフィードバック 自己評価と他者評価の比較 不安の経過の確認	・生理指標 ・SUDの変化	
セッション7	スキーマを探る まとめ		post test
3ヵ月後フォローアップセッション			follow-up test
6ヵ月後フォローアップセッション			follow-up test

図1 社交不安障害の認知行動モデル

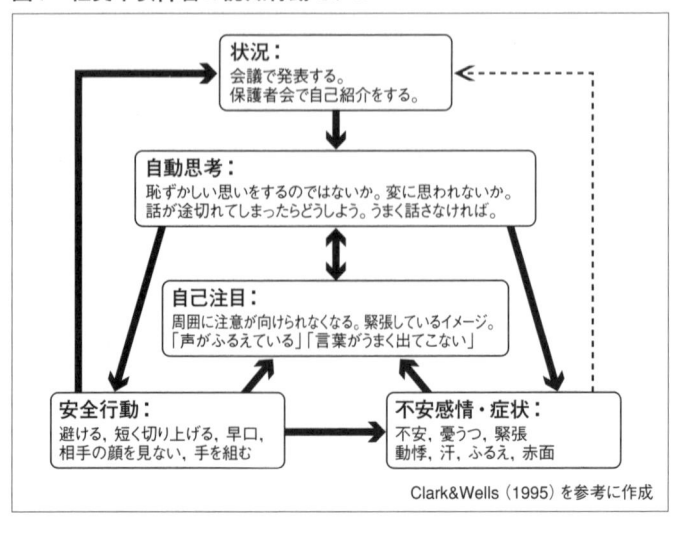

状況: 会議で発表する。保護者会で自己紹介をする。

自動思考: 恥ずかしい思いをするのではないか。変に思われないか。話が途切れてしまったらどうしよう。うまく話さなければ。

自己注目: 周囲に注意が向けられなくなる。緊張しているイメージ。「声がふるえている」「言葉がうまく出てこない」

安全行動: 避ける、短く切り上げる、早口、相手の顔を見ない、手を組む

不安感情・症状: 不安、憂うつ、緊張、動悸、汗、ふるえ、赤面

Clark&Wells (1995) を参考に作成

用いて，患者各自の自動思考をより合理的な思考に変容するトレーニングを行う．

認知行動療法では，出来事や状況が直接，感情や行動を引き起こすのではなく，その間に認知が媒介すると考える．そのためトリプルカラム法では，「認知」つまりその人が出来事をどのように捉えるかというある程度一貫した傾向が「感情」を引き起こす，という理論に基づき，出来事や状況をより合理的，客観的に捉える練習を行うのである．

まず，不安や緊張の状況とその時ふと考えたこと，さらに考えた結果どのような感情になったかを記載する．ふと，ある状況に対してまず最初に頭に浮かんでくる考えを自動思考という．自動思考を鍵カッコ「　」でくくることで，思考と感情を分ける練習もする．

つづいて，最初の自動思考はどんな推論の誤りに当てはまるか検討する．推論の誤りとは，考え方の特徴を見つけ出すもので，例えば常に完璧を求める考えである「完璧主義」や，物事を両極端に考えてしまう「全か無か思考」，自分の感情によって物事を判断してしまう考えの「感情的決めつけ」，たった一つのよくない出来事があるとすべてが同様の結果になるだろうと考える「一般化のしすぎ」，何か悪いことがあると自分のせいで起こったのだと自分を責めてしまうような考えの「個人化」などがある．推論の誤りは複数あり，1つの自動思考にいくつかの推論の誤りが当てはまることが多いといわれているが，自動思考がどの推論の誤りに当てはまるか検討することで，その患者の，ある程度一貫した考え方の傾向を見つけ出すことができる．

さらに，自分が楽になれて納得できるような考え，すなわち合理的な思考を考える．合理的とは客観的で冷静であり，柔軟性があって長期的に良い結果に結び付く考えであり，ただ前向きな開き直りとは異なる．合理的な思考を考えたら，その結果最初に感じていた感情はどうなるか，ということも記載する．

例えば図2のように，『「常に失敗せず，完璧なプレゼンをしなければならない」「プレゼンで失敗してしまうなんて，社員として失格だ」と考えて，不安や焦りを感じていたとすると，それは「完璧主義」や「感情的決めつけ」という推論の誤りに当てはまるといえる．そして合理的な思考に考え直すと「失敗しないに越したことはないが，たとえ言葉に詰まっても，それがすべての評価

図2 認知（自動思考）変容の練習例

認知（自動思考）の変容を練習してみましょう

自分が納得できて、自分が楽になれる考え方をしてみましょう
（合理的に考えてみましょう）。
そして、合理的に考え直すと感情はどのように変化するでしょうか。

【トリプルカラム表】

日時と出来事 自動思考とその時の感情	推論の誤り	合理的思考と、 考え直してからの感情
24日10時、部内会議でのプレゼンの時、「常に失敗せず完璧なプレゼンをしなければならない」「プレゼンを失敗してしまうなんて、社員として失格だ」と考えたら、強い不安や焦りを感じた。	・完璧主義 ・感情的決めつけ	「失敗しないに越したことはないが、たとえ言葉に詰まっても、それがすべての評価につながるとは限らない」「いつもすべてを完璧にできる人なんていないかもしれない」と考えたら、少し不安が下がった。

につながるとは限らない」「いつもすべてを完璧にできる人なんていないかもしれない、自分のできることを精一杯、思いを込めて伝えることが大切だ」と考えると、少し不安が下がった。』という方法でトリプルカラム表に記載する。このトリプルカラム法を何度も続けることで、自分の認知の偏りを見つけ出し、より合理的な考えに変えていく練習を行うのである。

さらに、セッション2では、リラクセーション法である漸進的筋弛緩法と呼吸法を習得し、不安や緊張場面における対処法を身につける内容となっている。

セッション3とセッション5は、エクスポージャー・セッションである。まずエクスポージャー開始前に、自身がスピーチをしている時の身体症状やふるまいを予測しながら、行動評定を行う（図3）。

そして、10分間のエクスポージャー実施中には、1分ごとに主観的な不安度（Subjective Units of Disturbance：SUD）を評定する。さらに、エクスポージャー実施中はビデオ撮影を行い、生理指標を用いて、末梢皮膚温と皮膚伝導率による汗の量を測定する。

セッション4とセッション6は、フィードバック・セッションである。歪んだ自己認知の修正を狙いとしている。まず、ビデオ・フィードバックによって、できるだけ自己を客観的に行動評定し、自己評価とセッション参加者による他

図3 スピーチ恐怖の行動評定尺度

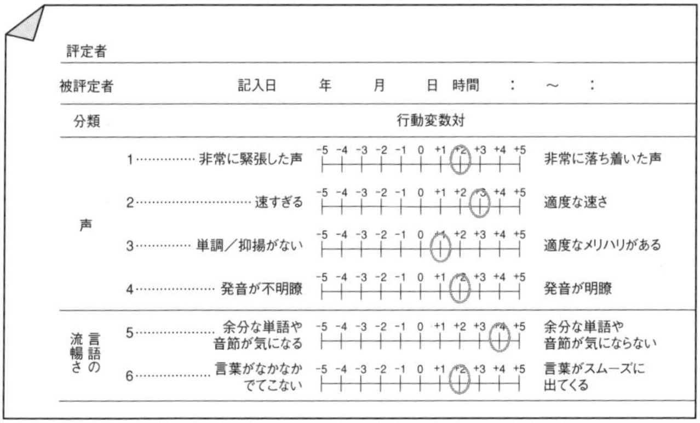

分類		行動変数対	
声	1 非常に緊張した声	-5 -4 -3 -2 -1 0 +1 +2 +3 +4 +5	非常に落ち着いた声
	2 速すぎる	-5 -4 -3 -2 -1 0 +1 +2 +3 +4 +5	適度な速さ
	3 単調／抑揚がない	-5 -4 -3 -2 -1 0 +1 +2 +3 +4 +5	適度なメリハリがある
	4 発音が不明瞭	-5 -4 -3 -2 -1 0 +1 +2 +3 +4 +5	発音が明瞭
言語の流暢さ	5 余分な単語や音節が気になる	-5 -4 -3 -2 -1 0 +1 +2 +3 +4 +5	余分な単語や音節が気にならない
	6 言葉がなかなかでてこない	-5 -4 -3 -2 -1 0 +1 +2 +3 +4 +5	言葉がスムーズに出てくる

者評価とを比較する。さらに，GSRや呼吸などの生理指標の変化と不安度（SUD）の変化をグラフによって客観的に捉える。

セッション7では，プログラムを通して実施してきたトリプルカラム法や下向き矢印法からスキーマを探り，各自が持つ中核的な不合理な信念の修正を行う。

C. 本プログラムの効果検証

[対象者] 東京都内にある心療内科・神経科を受診し，社交不安障害と診断され，スピーチ恐怖がある患者を対象とした。その中で，「スピーチ恐怖症を克服するためのセミナー」に参加を希望した患者20名（男性10名，女性10名）を対象とした。

[評価尺度] 以下の質問紙をプリテスト，ポストテスト，フォローアップテストの質問紙パッケージとした。
・SPS日本語版（Social Phobia Scale；金井ら，2004）

・FNE 日本語版（Fear of Negative Evaluation；石川ら，1992）
・TSAS（Tokyo University Social Anxiety Scale；貝谷ら，2003）
・LSAS-J（Liebowitz Social Anxiety Scale 日本語版；朝倉ら，2002）
・DACS（Depression and Anxiety Cognition Scale；福井，1999）
・BDI（Beck Depression Inventory；Beck，1979）

[手続き] セミナー参加者に対して，参加適性判断を行った後，セミナー参加前の評価としてプリテストを実施，そして，セッション7の終了後セミナー参加後の評価としてポストテストを実施，さらに，セッション終了後から3ヵ月後にフォローアップテストを実施した。

[結果] 3ヵ月後のフォローアップセッションまでにドロップアウトした4名を除いた16名（男性8名，女性8名）の結果を示す。平均年齢は39.3歳（SD＝10.3（男性39.0歳（SD＝12.9）女性39.6歳（SD＝7.9））であった。
　社交不安障害の総合的評価尺度であるLSASの総合得点では，プリテストで56.06であったものが，ポストテスト時点では41.75に，さらにフォローアップテスト時点では35.06となっていた。
　プリテスト，ポストテスト，フォローアップテストにおいて評価された各尺度について，一要因の分散分析を行った。その結果，SPS（$F_{[2,30]}=5.19$，$P<.05$），FNE（$F_{[2,30]}=4.17$，$P<.05$），BDI（$F_{[2,30]}=3.42$，$P<.05$），LSAS（「不安/恐怖」，$F_{[2,30]}=4.21$，$P<.05$；「回避」，$F_{[2,30]}=6.76$，$P<.01$；「総得点」，$F_{[2,30]}=6.51$，$P<.01$），TSAS（「身体症状」，$F_{[2,30]}=5.72$，$P<.01$；「総得点」，$F_{[2,30]}=4.11$，$P<.05$），DACS（「将来否定」，$F_{[2,30]}=3.33$；「脅威予測」，$F_{[2,30]}=3.61$；「自己否定」，$F_{[2,30]}=3.83$；いずれも$P<.05$）が有意であった。結果を図4に示す。

[考察] セッションからなるスピーチ恐怖の集団認知行動療法プログラムの効果は，SPS，FNE，BDI，LSASの「不安・恐怖」「回避」「総得点」，TSASの「身体症状」「総得点」，そしてDACSの「将来否定」，「脅威予測」，「自己否定」で確認された。

図4 プログラムの結果

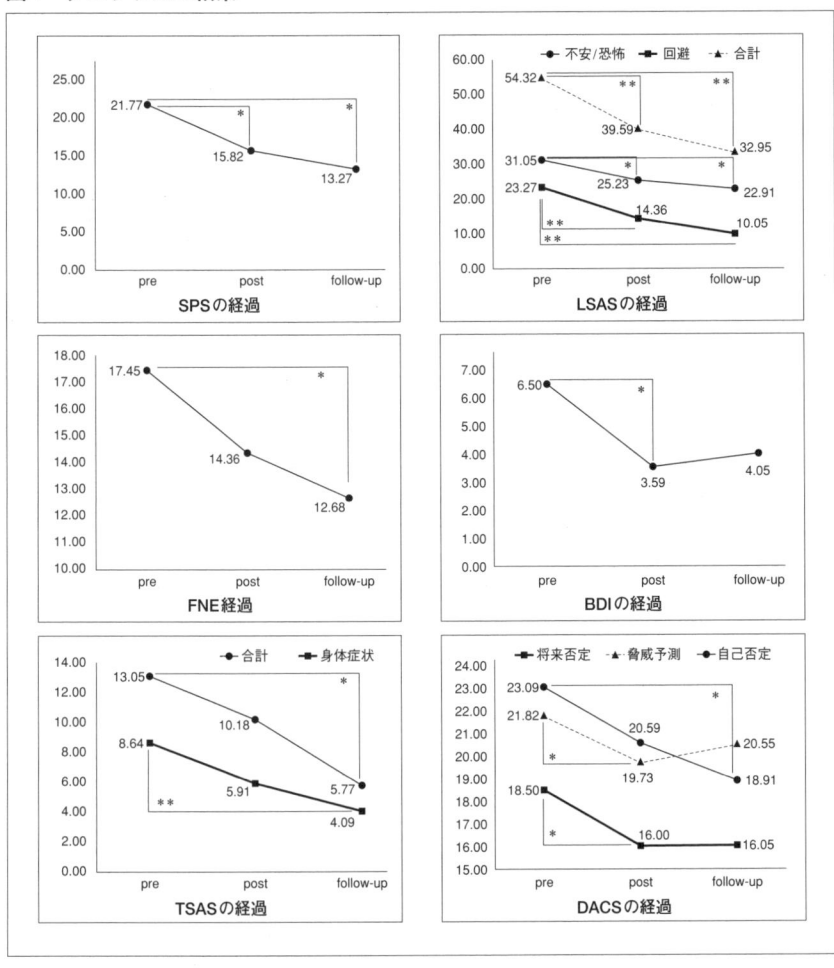

*p<.05, **p<.01

文 献

1) 朝倉 聡, 井上誠士郎, 佐々木史, ほか : Liebowitz Social Anxiety Scale (LSAS) 日本語版の信頼性及び妥当性の検討. 精神医学 44 : 1077-1084, 2002.
2) David M, Clark, Adrian Wells : A cognitive model of social phobia. Social Phobia:

Diagnosis, assessment, and treatment : 69-93, 1995.
3) 福井 至 : Depression and Anxiety Cognitive Scale (DACS) の開発―抑うつと不安の認知行動モデルの構築に向けて―. 行動療法研究 24 : 57-70, 1998.
4) 福井 至, 宇佐美英里, ほか : スピーチ恐怖症に対する集団認知行動療法の効果の検証. 不安障害研究 1 : 85-91, 2009.
5) 石川利江, 佐々木和義, 福井 至 : 社会的不安尺後 FNE・SADS の日本版標準化の試み. 行動療法研究 18 : 10-17, 1992.
6) 貝谷久宣, 金井嘉洋, ほか : 東大式社会不安尺度の開発と信頼性・妥当性の検討. 心身医学 44 : 279-287, 2003.
7) 金井嘉宏, 笹川智子, 陳 峻文, ほか : Social Phobia Scale Social Interaction Anxiety Scale 日本語版の開発. 心身医学 44 : 842-850, 2004.
8) 陳 峻文 : 社会不安障害に対する集団認知行動療法. 心の科学 121 : 75-79, 2005.

XI. バーチャル・リアリティを用いた暴露療法

　行動療法の技法の1つに暴露療法があるが、これは、恐怖場面・状況を回避せずに直面することによって不安を低減させる治療法である。暴露療法はエクスポージャー法ともいわれている。

　さて、この暴露療法にはいくつか種類がある。1つ目は、現実の恐怖場面に直面するin vivoエクスポージャーである。2つ目は、恐怖場面のイメージをするイメージ・エクスポージャーである。そして、3つ目に仮想空間を用いたバーチャル・リアリティ・エクスポージャーがある。このバーチャル・リアリティ・エクスポージャーでは、バーチャルつまり三次元の空間を用いてエクスポージャーを行う。なかなかイメージがつかめないという場合は、バーチャル・ゲームなどを想像していただくとよいだろう。

　バーチャル・リアリティ技術を応用したエクスポージャーは古くは1990年代から始まっており、その技術は科学技術の進歩とともに発展してきている。欧米ではバーチャル・リアリティを専門とする企業があり、さまざまな取り組みがみられるが、日本ではバーチャル・リアリティを用いたエクスポージャーを行っている医療機関はごく少数である。

　東京サイバークリニックで行っているバーチャル・リアリティ・エクスポージャーでは飛行機恐怖症、雷恐怖症、スピーチ恐怖症、高所恐怖症、蝶恐怖症、蜘蛛恐怖症を対象疾患としている。ここでは社交不安障害の患者が恐怖場面としてあげやすいスピーチ場面のバーチャル・リアリティ・エクスポージャーについて紹介する。

　バーチャル・リアリティ・エクスポージャーでは、まず図1のようなヘッドマウントと呼ばれる装置を装着する。ヘッドマウントは装着者の動きに合わせてCGがリアルタイムで呈示され、装着者は360°近く周囲を見回すことがで

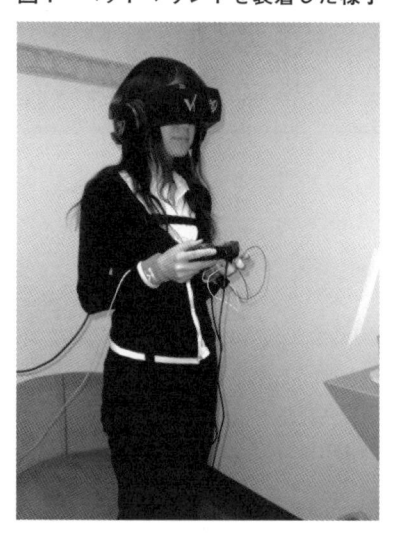

図1 ヘッドマウントを装着した様子

きる。そうすることにより，装着者はあたかも自分がその環境に居るかのような体感を得ることができる。実際にヘッドマウントを装着した際に見える画像が**図2**である。これは，教室で30人程度の聴衆を前にして発表をしている場面である。スピーチの状況設定については，自由に話すこともできるが，目の前の下の部分の演台に文章を表示することができ，プレゼンテーションのように文章を読み上げることもできる。また，聴衆の反応を操作することもできる。静かに聞いている状態や，ヒソヒソと隣の人と話している状態，携帯電話が突然鳴り席を立ってしまうといった状態を作りだすこともできる。このような聴衆の反応をみながら，患者は不安が少なくなるまでスピーチ体験を繰り返し練習する。**図2**では場面は教室だが，5人程度の少人数での会議場面や面接官と1対1の状況，30人以上の聴衆のいる大ホールといった場面も設定できる。

　このような場面設定をしてバーチャル・リアリティ・エクスポージャーを行う際は，生理指標も測定する。**図3**のような皮膚温や発汗量，脈拍数，呼吸数が測定できる装置をつけて，身体の状態をみながらエクスポージャーを行うことにより，身体の不安反応がどのように変化しているかを**図4**のようなグラフで観察することができる。生理指標を測定することにより，スピーチにおける

図2　教室でのスピーチの様子

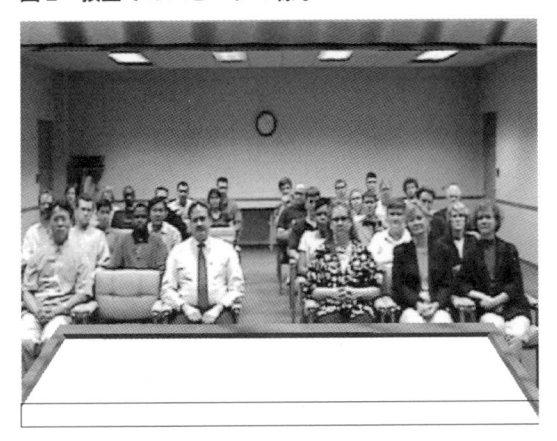

図3　生理指標を測定する装置

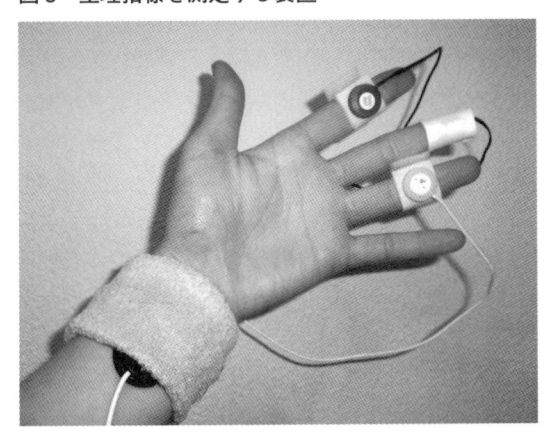

不安感が落ち着いたということの主観的な感覚に加え，客観的にも実感させることができる。

　スピーチ恐怖の場合，スピーチをする状況を設定することが困難であったり，スピーチを続ける十分な時間を確保できなかったりすることがある。ところが，バーチャル・リアリティを用いると面接場面や教室，大ホールなどといったスピーチ状況を選択することができ，聴衆の人数や反応を調節することも可能で

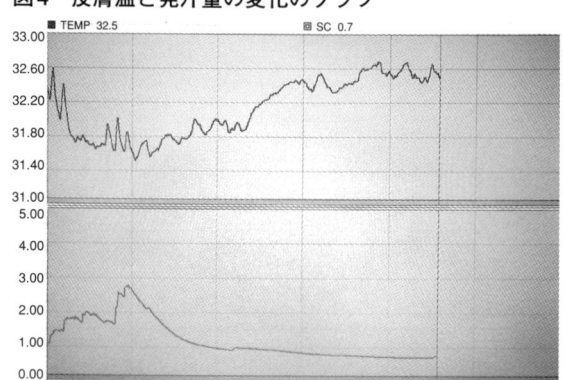

図4 皮膚温と発汗量の変化のグラフ

あり，スピーチをする時間も十分に取ることができる．また，現実場面でのスピーチは不安の程度が高すぎるという場合に，まずバーチャル・リアリティで練習してからといったファースト・ステップにすることもできる．

文　献

1) 宮野秀市, 貝谷久宣, 坂野雄二：簡易VRエクスポージャーの試み—雷恐怖症の1症例. 行動療法研究 26：97-106, 2000.
2) 李　在麟, 太田啓路, 河合隆史, ほか：地下鉄パニック障害治療用のVRコンテンツ開発. 日本バーチャルリアリティ学会論文誌 12：57-65, 2007.

あとがき

　執筆依頼から数年も経ち，やっと出版にこぎつけることができた．分担執筆者のおかげである．また，著者のわがままを辛抱強く受け入れていただいた林峰子社長のご厚意によるものである．

　すでに社交不安障害に関する成書はいくつか出版されているので本書は実地臨床に役立つように心がけた．特に薬物療法や認知行動療法は実際の臨床で使用されているものをそのまま記した．

　心残りは社交不安障害との鑑別が問題になる回避性人格障害の項を設けなかったことである．ここで一言だけ触れておくと，最近の薬物療法，とりわけセロトニン再取り込み阻害薬（SSRI）により人格障害と言われる状態までも治療することができるようになった，ということである．そのようなことから，著者は，回避性人格障害は社交不安障害の重症例と考えている．

　社交不安障害は思春期，青年期になって発病する多くの精神障害のベースとなっている．統合失調症，躁うつ病，うつ病（非定型うつ病），パニック障害，アルコール中毒などが社交不安障害に引き続き発症してくることは稀ではない．うつ病と診断されている患者のうち約1/3は社交不安障害が前駆している．現在このことを把握してうつ病患者を診察している臨床医はそれほど多くはないであろう．やはり，正しい診断がなされなければ適切な治療はあり得ない．「応病与薬」であるべきである．著者が最近発刊した「社交不安障害検査」は精神科の外来患者すべてに適用する価値があると考える．

　最近，米国から発刊・翻訳されたある書物には，社交不安障害は，製薬会社が薬を売るために作った病気（美容精神医学という造語がみられる）であるかのごとく述べられている．これは，医療に直接携わっていない著者が患者の苦しみを十分に理解することなく，机上の空論を振りかざしているとしか思えない．ただ，私たちはこのような本の出現を真摯に受け止め，その背景にある状態は理解しておく必要があろう．やはり，現場の医師が主体性を持って診療に

あたることが最も望まれるのだと思う。

　著者はリーボビッツの社会不安評価尺度はSSRIのために開発されたものと推定している。なぜならば，SSRIは社交不安障害の身体症状に対してベンゾジアゼピン系抗不安薬ほどは著効しない。そのために，リーボビッツ社会不安評価尺度は身体症状を評価していない。著者は，社交不安障害は心身相関の病であるから，身体症状も精神症状も評価して真に病気の総合的評価になると考えている。そのために，Davidsonが開発したBrief Social Phobia Scaleを改訂した「社交不安障害検査」（金子書房）を世に出した。

　昔の精神科医は，"患者から感謝されることがないから不幸ですね" と人からよく言われたという。しかし，後に示す患者からの便りを見れば，"精神科医もまんざらではないですね"，と言われそうである。この患者は高等学校を卒業して以来10年以上も家に閉じこもっていた男性である。SSRIにて3年間近く治療し，現在は抗不安薬とベーター遮断薬を頓服で使用するだけの患者である。著者の強い勧めで職業訓練校に通学し始めてから送ってくれたメールである。

　"お久しぶりです。しばらくメールを送らずに申し訳ありません。たいへん元気にやっております。学校のほうですが，引き籠っていたことはさすがにクラスメイトには言えず，フリーターをしていたということにしています。クラスメイトの人たちはたいへん良い方々ばかりで，人と話すこと，日常会話，人と接することに対して苦手意識がなくなり，学校に行くのが楽しいです。自分を含め12人いるのですが，1週間ごとに週番が順々に回ってきて朝の朝礼では，20メートルほど離れた所から大声で出席をとったり，面接対策としてお題が出され，1人ずつスピーチをしたり，学校にいる90人ほどの学生が持ち回りで朝の朝礼の司会をしたりしています。自分に司会順番が回ってきたときは，前日から緊張していましたが，「大丈夫うまくやれる。いい経験になる。失敗を恐れずにやろう。」と言い聞かせポジティブに考えたら，多少の緊張感はありましたが，手順通りに上手くやれて自信がつきました。今は，資格試験に向けて勉強中です。色々ご迷惑をお掛けしましたが，今は学校に通って本当に良かったと思います。"

平成二十二年　庚寅　弥生　滝廉太郎旧宅近くの寓居にて

編著者　　貝谷久宣

索　引

英文

[A]
Alprazolam　70, **71**
amygdalo　75
Atenolol（β-アドレナリン受容体拮抗薬）
　62, **72**

[B]
Beck　87
BSPS（Brief Social Phobia Scale）　20
β-アドレナリン受容体拮抗薬　72

[C]
CGI-S（Clinical Global Impression-Improvement score：臨床全般印象尺度）　30
Clark ら（1995）の認知行動モデル　103
Clomipramine　62
Clonazepam　**70**
cortical　75

[D]
D-cycloserin　74
DSM　17

[E]
Ellis　89
Epidemiologic Catchment Area　53
Escitalopram　64, **67**

[F]
Fluvoxamine　63, **65**
FNE（Fear of Negative Evaluation）　25

[H]
Heimberg　90

[I]
ICD　17
Imipramine　62
Internet-based approach　85

[L]
Levetiracetam　74
LSAS（Liebowitz Social Anxiety Scale）　20

[M]
M.I.N.I　103

MAO-A　61
MAO-B　61
Milnacipran　68
Moclobemide　62

〔N〕
National Comorbidity Survey-Replication　51

〔O〕
Olanzapine　73

〔P〕
Paroxetine　63, **64**
Phenelzine　61

〔Q〕
Quetiapine　73

〔R〕
RIMA　60, 62

〔S〕
SADS（Social Avoidance and Distress Scale）　26

SCID-Ⅱ　103
Sertraline　63, **66**
Sheehan Disability Scale 日本語版（SDISS）　30
SIAS（Social Interaction Anxiety Scale）　29
SPECT（single photon emission computerized tomography）　75
SPS（Social Phobia Scale）　28
Sulpiride　75

〔T〕
The National Epidemiologic Survey on Alcohol and Related Conditions　51
TSAS（Tokyo University Social Anxiety Scale：東大式社会不安障害評価尺度）　8, 23

〔V〕
Venlafaxine　**68**
VRT（Vertual Reality Therapy）　85
VST（ventral striatum）　75

〔W〕
Web-based approach　85

和文

〔あ〕

胃腸の不快感　5
一般化のしすぎ　105
エクスポージャー法　103
エクスポージャー（暴露療法）　83, 111

〔か〕

海馬　75
回避性人格障害　12, 18, 59
可逆性モノアミン酸化酵素 A 阻害薬
　（Reversible Inhibitors of Monoamine
　Oxydase A：RIMA）　59, 62
確信型対人恐怖　3
雷恐怖症　111
感情的決めつけ　105
完璧主義　105
顔面の紅潮　5
緊張型対人恐怖　3
蜘蛛恐怖症　111
下痢　5
高所恐怖症　111
抗てんかん薬　74
声の震え　5
個人化　105
コモビディティ　10

〔さ〕

三環系抗うつ薬（TCA）　62
自動思考　105
島　75
社会恐怖　17
社交不安障害　17
社交不安障害検査　23
社交不安障害の認知行動モデル　104
集団認知行動療法（Cognitive Behavioral
　Group Treatment：CBGT）　90, 103
振戦　5
スピーチ恐怖　55
スピーチ恐怖症　103, 111
スピーチ恐怖の行動評定尺度　107
生活技能訓練（Social Skill Training：
　SST）　83
全か無か思考　105
選択的セロトニン再取り込み阻害薬
　（SSRI）　i, 63
選択的ノルアドレナリン—セロトニン
　再取り込み阻害薬（SNRI）　68
前頭前野　75
全般性　18

〔た〕

対人恐怖症　17

中脳—辺縁系ドパミンニューロン　75
蝶恐怖症　111
動悸　5
東大式社会不安障害評価尺度（Tokyo University Social Anxiety Scale：TSAS）　8, 23
ドパミン　74
ドパミンアゴニスト　75

〔な〕

内的回避（internal avoidance）　87
認知（cognition）　88
認知行動療法（Cognitive Behavioral Therapy：CBT）　83, **84**
認知的再構成法（cognitive restructuring）　83
認知の歪み（cognitive distortion）　89
認知モデル（cognitive model）　88
認知療法（cognitive therapy）　**87**

〔は〕

パーキンソン病　55, 74
バーチャル・リアリティ　111
発汗　5
発症年齢　53
パニック障害　2

パニック発作　5
飛行機恐怖症　111
皮質　75
皮質—辺縁系経路（cortico—limbic pathways）　75
非全般性　18
非定型うつ病　11
非定型抗精神病薬　73
評価尺度　17
服薬期間　77
ベンゾジアゼピン系抗不安薬　69
扁桃体　75
ホモバニリル酸　75
本態性振戦患者　55

〔ま〕

モノアミン酸化酵素阻害薬（MAO-I）　60
森田療法　83

〔や〕

有病率　51

〔ら〕

論理情動行動療法（rational-emotive behavior therapy：RET）　89

編著者紹介

貝谷 久宣（かいや ひさのぶ）

医療法人和楽会 パニック障害研究センター代表

1943年名古屋市生まれ。1962年愛知県立明和高校卒業。1968年名古屋市立大学医学部卒業。岐阜大学附属病院にて研修。ミュンヘン・マックスプランク精神医学研究所留学。岐阜大学客員教授、岐阜大学医学部助教授、自衛隊中央病院神経科部長を経て1993年開院。NPO法人不安・抑うつ臨床研究会代表。第1回日本不安障害学会会長(2009年)。

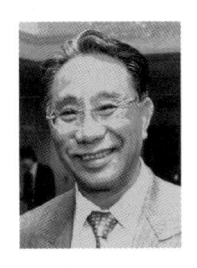

【主な編著書】
- 対人恐怖—社会不安障害（講談社, 2002）
- 日々是好日—エッセイ集20th-21st（日本評論社, 2003）
- マインドフルネス・瞑想・坐禅の脳科学と精神療法（新興医学出版社, 2007）
- 気まぐれ「うつ」病—誤解される非定型うつ病（筑摩書房, 2007）
- 非定型うつ病（日本評論社, 2008）
- 不安・恐怖症のこころ模様（講談社, 2008）

©2010　　第1版発行　2010年5月28日

新現代精神医学文庫

社交不安障害

（定価はカバーに表示してあります）

監　修　　樋口　輝彦
編　著　　貝谷　久宣

発行者　　服部　治夫
発行所　　株式会社 新興医学出版社
〒113-0033　東京都文京区本郷6丁目26番8号
電話　03(3816)2853　　FAX　03(3816)2895

印刷　株式会社 藤美社　　ISBN978-4-88002-812-5　　郵便振替　00120-8-191625

- 本書の複製権・上映権・譲渡権・公衆送信権（送信可能化権を含む）は株式会社新興医学出版社が保有します。
- JCOPY〈(社)出版者著作権管理機構 委託出版物〉
本書の無断複写は著作権法上での例外を除き禁じられています。複写される場合は、そのつど事前に(社)出版者著作権管理機構（電話 03-3513-6969、FAX 03-3513-6979、e-mail : info@jcopy.or.jp）の許諾を得てください。

樋口輝彦 監修　新現代精神医学文庫

社交不安障害
編著＝貝谷　久宣・監修＝樋口　輝彦

本書では具体的な症例を紹介しながら社交不安障害の症状と経過を分かりやすく解説。さらに評価方法から効果的な薬物療法・心理療法、集団認知行動療法までを網羅した臨床で役立つ必読の書。

●A5判　124頁　定価2,625円（本体2,500円＋税5％）[ISBN4-88002-812-5]

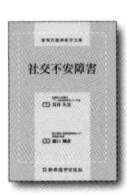

解離性障害
編著＝西村　良二・監修＝樋口　輝彦

解離の定義や、解離の概念の歴史、解離性健忘、フーグ、離人症、解離性同一性障害、トランス、心理検査、生物学的仮説、併存症、司法精神医学上の問題などについてまとめた。

●A5判　160頁　定価2,835円（本体2,700円＋税5％）[ISBN4-88002-487-2]

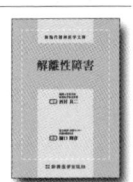

アルコール性障害
著＝齋藤　利和・監修＝樋口　輝彦

日本の飲酒実態からアルコール依存の概念の変遷、診断と治療、若年・女性・老人の依存症、最新の生物学まで著者が手探りで学んだ臨床のエッセンスをわかりやすくまとめた。

●A5判　117頁　定価2,730円（本体2,600円＋税5％）[ISBN4-88002-480-5]

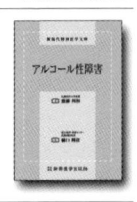

パーソナリティ障害
—いかに捉え、いかに対応するか—
著＝林　直樹・監修＝樋口　輝彦

パーソナリティ障害の全般的な理解を得るための入門書の役割を担うものとして執筆されており、新しい研究の知見をできるだけ取り入れながら、それぞれの領域のエッセンスをまとめた。

●A5判　103頁　定価2,520円（本体2,400円＋税5％）[ISBN4-88002-478-3]

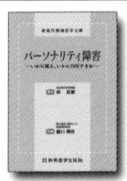

気分障害
樋口　輝彦

本書は医学教育、なかでも卒後研修および生涯教育において、いかにうつ病の診断と治療の教育を行うかを重要なことと考え、これに加えてプライマリー・ケア医と精神科医の連係をシステム化して、プライマリー・ケア医で対応困難なうつ病を早期に専門医に紹介することができるようにする目的でまとめた。

●A5判　81頁　定価2,310円（本体2,200円＋税5％）[ISBN4-88002-477-1]

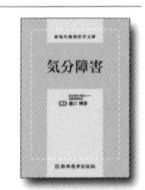

統合失調症
編著＝染矢　俊幸・監修＝樋口　輝彦

第Ⅰ章で疾患概念と治療の歴史的変遷を概観し、第Ⅱ章からⅣ章は症状と経過の特徴、診断や症状評価、心理・社会・生物学的治療という主に臨床的な内容になっている。さらに、第Ⅶ章以降は統合失調症という病気の解明やその治療改善の試みについての最新の研究をとりあげた。

●A5判　112頁　定価2,730円（本体2,600円＋税5％）[ISBN4-88002-470-8]

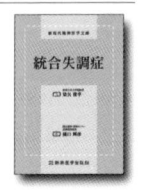

株式会社　新興医学出版社
〒113-0033　東京都文京区本郷6-26-8

TEL. 03-3816-2853　FAX. 03-3816-2895
http://www.shinkoh-igaku.jp
e-mail: info@shinkoh-igaku.jp